O SER HUMANO DIANTE DO CÂNCER
E A VONTADE DE CURAR

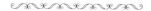

FUNDAÇÃO EDITORA DA UNESP

Presidente do Conselho Curador
Mário Sérgio Vasconcelos

Diretor-Presidente
Jézio Hernani Bomfim Gutierre

Superintendente Administrativo e Financeiro
William de Souza Agostinho

Conselho Editorial Acadêmico
Danilo Rothberg
João Luís Cardoso Tápias Ceccantini
Luis Fernando Ayerbe
Marcelo Takeshi Yamashita
Maria Cristina Pereira Lima
Milton Terumitsu Sogabe
Newton La Scala Júnior
Pedro Angelo Pagni
Renata Junqueira de Souza
Rosa Maria Feiteiro Cavalari

Editores-Adjuntos
Anderson Nobara
Leandro Rodrigues

Nise H. Yamaguchi

O ser humano diante do câncer e a vontade de curar
A visão de uma oncologista humanista

Organização e apresentação
Sandra Galeotti

Prefácio
William Breitbart

Assessoria de nutrologia
Lucyanna Kalluf
Vania Assaly
Danielle Miranda

© 2019 Editora Unesp

Direitos de publicação reservados à:
Fundação Editora da Unesp (FEU)
Praça da Sé, 108
01001-900 – São Paulo – SP
Tel.: (0xx11) 3242-7171
Fax: (0xx11) 3242-7172
www.editoraunesp.com.br
www.livrariaunesp.com.br
atendimento.editora@unesp.br

Dados Internacionais de Catalogação na Publicação (CIP) de acordo com ISBD
Elaborado por Vagner Rodolfo da Silva - CRB-8/9410

Y19s
    Yamaguchi, Nise H.
        O ser humano diante do câncer e a vontade de curar: a visão de uma oncologista humanista / Nise H. Yamaguchi; organizado por Sandra Galeotti. – São Paulo: Editora Unesp, 2019.

        Inclui apêndice.
        ISBN: 978-85-393-0810-1

        1. Câncer. 2. Oncologia. 3. Cura. I. Galeotti, Sandra. II. Título.

2019-1497   CDD: 616.994
                                                                      CDU: 616-006

Editora afiliada:

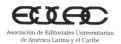

Asociación de Editoriales Universitarias
de América Latina y el Caribe

Associação Brasileira de
Editoras Universitárias

Sumário

7 . Prefácio – O câncer e sua relação com a vida
noética humana

9 . Apresentação

19 . Agradecimentos

23 . Introdução

27 . 1 – O sentido da vida

37 . 2 – O que é o câncer?

43 . 3 – O tratamento do câncer

57 . 4 – O percurso terapêutico

69 . 5 – Nutrição como terapia adjuvante

87 . 6 – Cuidados complementares durante o tratamento

101 . 7 – Navegando no olho do furacão

117 . 8 – Caminhando após a doença

123 . 9 – Família, amigos e solidariedade

129 . 10 – Intermitências da vida e esperança de futuro

135 . Apêndice – Nutrição/Nutrigenômica e câncer

Prefácio
O CÂNCER E SUA RELAÇÃO COM A VIDA NOÉTICA HUMANA

A Dra. Nise Yamaguchi elaborou livro extraordinário e entusiasmante com o objetivo de apoiar o público em geral – pacientes, suas famílias, oncologistas, estudantes de medicina, paramédicos e profissionais relacionados à oncologia – a enfrentar eficientemente os desafios de se sustentar e estruturar relacionamentos significativos e duradouros ao longo da convivência com o câncer. Empregando sua extensa *expertise* e experiência de mais de 30 anos como oncologista praticante, pesquisadora e promotora proeminente da cancerologia, a Dra. Yamaguchi evoca sua profunda vivência e conhecimento das dimensões espirituais da experiência humana para considerar a inter-relação do câncer e seu impacto sobre pacientes, clínicos e sociedade. Conheço a Dra. Yamaguchi desde 1993. Aprendi a admirar seu profissionalismo clínico e investigativo, bem como sua personalidade e sabedoria espirituais. Sabedoria derivada das jornadas humanas, humanistas e espirituais que empreendeu ao acompanhar pacientes portadores de câncer até a "cura".

Este livro veicula informação e sabedoria, reconhecendo a essência espiritual e noética dos seres humanos e o caminho possível em direção à cura. Disponibiliza-se aqui não apenas informação prática, mas um meio que nos ajuda a alicerçar um sentido e mesmo a noção de transcendência da vida; especialmente uma vida com o câncer. É um livro necessário.

William Breitbart, março de 2019

William Breitbart M.D. F.A.P.A., F.A.P.M.,
Chairman,
Jimmie C. Holland Chair in Psychiatric Oncology
Department of Psychiatry and Behavioral Sciences
Memorial Sloan-Kettering Cancer Center,
New York, New York, USA

Apresentação

Conheci Nise Yamaguchi em 1992, apresentada por um de seus pacientes, que, por sua vez, foi meu médico por trinta anos, o querido e saudoso Dr. Tancredi Grecco, que nos deixou em 2007. Ela cuidou de meu cunhado e, posteriormente, de vários de meus melhores amigos. Ficamos amigas e, a partir de 1997, realizamos diversos projetos juntas, na área editorial e de educação médica continuada (cursos, simpósios, fóruns e congressos).

Nise é uma médica imunologista e oncologista clínica que manteve, desde sua juventude, uma atitude otimista e confiante perante a vida, apesar de todos os desafios e perdas, como a trágica morte prematura de seu pai em um acidente de trânsito na porta de sua casa, quando ela tinha apenas 21 anos e cursava o quinto ano na Faculdade de Medicina da Universidade de São Paulo. Nise tinha uma grande afinidade com o pai, que nascera no Japão e migrou para o Brasil aos 27 anos. Ele apreciava a cultura e estimulava a mulher e os filhos a buscar uma educação acadêmica de excelência. Sua esposa, Tiseko, fez pós-graduação em literatura brasileira, já casada e com filhos, por incentivo do marido, que muito a admirava.

Muito cedo, Nise decidiu ser a construtora de seu destino, aprendendo com suas tentativas, erros e acertos, na busca de melhor servir aos ideais humanitários que abraçara desde a infância, por inspiração de pessoas que encontrou pelos caminhos da vida. Viu na medicina a convergência de muitas vertentes do conhecimento humano e compreendeu o importante papel educador das ciências biológicas humanas que, através da prática da medicina, oferecem ao médico a oportunidade de curar o ser humano em sua globalidade: seu corpo, mas também sua mente.

No entanto, os elementos teóricos e as metas humanistas não a tornaram alheia à crueza do cotidiano. Logo compreendeu que a face ideal e intelectualizada da prática médica obrigatoriamente se associava com a brutalidade do dia a dia. Viu de perto nos prontos-socorros em que fazia plantão durante a residência médica o que havia de melhor e de pior na natureza humana. Testemunhou a violência concreta, pessoas que chegavam baleadas, esfaqueadas, torturadas e agredidas por maridos ou amantes, crianças espancadas ou estupradas por seus parentes ou vizinhos. Viu a miséria moral e civil da nossa sociedade e as deficiências estruturais e de gestão dos serviços públicos de saúde. Como sobreviver com suas crenças, em meio a esse caos? Como manter sua confiança na humanidade e o ímpeto de salvaguardá-la? A resposta veio também de seu exame imediato da realidade próxima. Olhou em volta e constatou que a maioria dos seus amigos é honesta, luta diuturnamente com dignidade, é bom pai ou boa mãe, e que existem muitos filhos dedicados. Em hospitais públicos, testemunhou a solidariedade entre os próprios pacientes.

Viu também a abnegação de atendentes, enfermeiros, médicos, e a generosidade espontânea de familiares de pacientes. Estes, geralmente mães ou avós de pacientes carentes esperando atendimento, ao perceber a sobrecarga das atendentes e as deficiências e dificuldades do momento, transformavam-se em voluntários eficientes na organização e na triagem dos atendimentos, na organização das pessoas, além de, com frequência, dividir com os demais o lanche, o café, o chazinho que haviam trazido de casa.

Na época em que atendia no Hospital das Clínicas da Faculdade de Medicina de São Paulo, as enfermarias tinham quartos grandes, com muitos pacientes; Nise testemunhou, encantada, a forma como um cuidava do outro. Pacientes e seus familiares dividiam a atenção entre os seus e os doentes desacompanhados, chamando, quando necessário, a enfermagem, ou prestando-lhes diretamente apoio. Aprendeu que não se pode subestimar a capacidade de solidariedade que o ser humano tem e que, apesar dos pesares, a vida vale a pena.

No Hospital das Clínicas da USP, aos estudantes de medicina que passavam pela enfermaria onde atendia como jovem médica, Nise também iniciou espontaneamente aulas sobre comunicação médico-paciente, nas quais enfatizava a importância de tolerância, amor, respeito e compaixão no trato com todos os pacientes e seus familiares. Discutia com os estudantes os livros de Elizabeth Kübler Ross, com quem se sentia em débito pelo muito que aprendera sobre a forma de lidar com situações difíceis na consulta médica, expondo-se e envolvendo-se com os pacientes sem medo, dando o melhor de si, com muita intensidade. Os estudantes em formação continuavam voltando durante o ano para as reuniões semanais, e Nise, então com apenas 25 anos, teve também a oportunidade de compartilhar sua visão humanista com jovens estudantes de Medicina que se tornariam residentes de psiquiatria, infectologia e medicina paliativa. Ela já sentia que compartilhar e dar o melhor de si era um privilégio e uma obrigação moral, por acreditar que esse intercâmbio humano poderia desencadear o que há de melhor em cada um. *Algumas sementes precisam somente ser regadas para se desenvolver em árvores frondosas, com flores, frutos e novas sementes, dentro do belo ciclo da vida:* esse era seu mote.

Mas, se é dessa maneira que se saúda a vida, a nobreza e o humanismo implícitos nesse dístico não se extinguem, ou não devem se extinguir, nem mesmo com a morte. "Viver com dignidade, morrer com dignidade" é princípio antigo da cultura japonesa, profundamente enraizado na médica aqui retratada; inspirou Nise a sempre buscar, além da cura com qualidade de vida, oferecer apoio aos pacientes para que encontrassem dignidade e significado no momento de suas mortes, quando a cura se torna impossível. Essa é tarefa constante que se atribui e que ainda hoje desempenha, seja em grandes hospitais, como o Sírio-Libanês ou o Einstein, seja nos lugares mais remotos da cidade, percorrendo pelas madrugadas hospitais de periferia onde seus pacientes do SUS estão internados.

*

Logo após sua graduação em 1982, pela Faculdade de Medicina da Universidade de São Paulo (FMUSP), Nise foi aceita em diversas instituições da Alemanha e da Suíça como médica visitante e estagiária. Na Filderklinik, na Alemanha, permaneceu como médica visitante na área de medicina interna e psicossomática, no início de 1983; fez o curso "Medicina interna e o ser humano", da clínica de câncer Lukas Klinik, na Suíça alemã, em meados de 1983; e estagiou a seguir na Klinik Öschelbronn, especializada em pacientes terminais, na Alemanha, em outubro daquele ano. Em 1985, durante as férias da residência médica no Brasil, retornou como médica convidada ao Hospital Lukas Klinik, em Arlesheim-Kanton, Basileia, Suíça, seguindo depois para os Estados Unidos como médica convidada pelo Memorial Sloan-Kettering Cancer Center (MSKCC), em Nova York, em novembro de 1985.

Retornando ao Brasil, completou dois programas de residência médica: de 1984 a 1986, o Programa de Residência Básica em Clínica Médica; e, de 1986 a 1988, o Programa de Residência Pós-Básica em Alergia e Imunologia, ambos no Hospital das Clínicas da FMUSP, em São Paulo. Datam desse período estágios didáticos na Clínica Paulista de Oncologia, onde aprendeu, em convivência com grandes oncologistas, especificidades e nuances dos atendimentos oncológicos.

Em 1989, foi novamente aceita no MSKCC como médica convidada, por curtos períodos, aprofundando seu contato com a pesquisa e o tratamento do câncer. Voltou regularmente aos Estados Unidos nos anos seguintes (1989, 1990, 1991, 1992) para participar de cursos e pesquisas que integravam a oncologia e a imunologia no estudo e no tratamento do câncer. Também esteve no National Institute of Health [Instituto Nacional de Saúde] dos Estados Unidos, acompanhando os trabalhos seminais de imunologia de tumores do Dr. Steven Rosenberg, em tratamentos com substâncias que aumentavam a imunidade e com terapia que envolviam células que destruíam as células tumorais. Tudo isso serviu de inspiração na busca por tratamentos inovadores.

Posteriormente, no final dos anos 1990, Nise desenvolveu sua tese de doutorado em conjunto com o MD Anderson Cancer Center em Houston, Texas, onde esteve como médica convidada em diversas colaborações nos departamentos de Biologia Tumoral e Oncologia Clínica, sob a orientação dos doutores Reuben Lotan e Waun Ki Hong, tendo obtido seu título com louvor em 2002, na Faculdade de Medicina da USP.

Mas foi em Nova York, no MSKCC, que Nise organizou suas ideias sobre a questão do significado da vida, em um curso promovido pelo Dr. Wilhelm Breitbart, do setor de Psiquiatria, que versava sobre o *sense of meaning* (sentido de significado). Havia conhecido o Dr. Breitbart durante suas idas ao MSKCC para cursos nos períodos de férias, durante a época de sua residência médica no Brasil e, depois, como médica responsável pelo Ambulatório de Imunologia de Tumores do Hospital das Clínicas (HC-USP/SP).

No curso com o Dr. Breitbart e a sua equipe, discutia-se como despertar no paciente a vontade de viver, vontade de se curar de uma doença grave como o câncer, com alto risco de morte. No transcorrer dos encontros, evidenciou-se que muitos doentes, na realidade, têm no seu inconsciente um chamado para a morte;

mas, ao se apoderar de suas próprias lembranças de bem-estar e das conquistas e realizações de suas vidas, podem se dar mais tempo e ter mais disposição para a luta contra as doenças que assolam todos nós. Essa metodologia é baseada na logoterapia de Viktor Frankl, psiquiatra vienense que passou três anos preso em campos de extermínio nazista durante a Segunda Guerra Mundial. Frankl registrou em fragmentos de papel, que costurou em suas roupas, o resumo de um projeto de pesquisa que estava desenvolvendo à época em que foi aprisionado e levado para o campo de Auschwitz. Ele passou então a registrar também como alguns prisioneiros tentavam manter sua sanidade mental e sua vontade de viver com pequenas e furtivas palestras uns para os outros sobre por que a vida valia a pena. Tentavam tecer a malha de memórias para não se esquecer de quem eram e do que fariam se e quando conseguissem sair dali, mostrando que um senso de propósito muitas vezes nos mantém vivos. Enquanto isso, outros se convertiam em verdadeiros animais, com o único objetivo de salvar a si mesmos, em prejuízo dos restantes. Em um dos episódios relatados, descreve-se o modo como o autor e alguns companheiros elaboraram um plano de fuga, mas acabaram desistindo dele, pois, no modelo que imaginaram, não poderiam levar todos os seus amigos. Entretanto, alguns insistiram na fuga e acabaram sendo mortos. Isso mostrou aos demais que, sendo solidários e preservando o espírito de grupo, evitaram o extermínio. Ele também registrou a progressiva deterioração mental e física dos que desistiram de resistir e se entregaram ao desespero e, com frequência, ao suicídio. Alguns simplesmente caminhavam até a cerca do campo para que os guardas atirassem neles. Frankl percebeu que possuir uma razão ou um objetivo que emprestasse significado à existência do indivíduo era fundamental no enfrentamento de crises e dificuldades, mesmo as mais extremas. Ele próprio sobreviveu e contou ao mundo que a vida vale a pena, mesmo durante as piores adversidades, quando preservamos nossa humanidade e nossos valores interiores. O que importa é a preservação de nossa essência humana, nossa dignidade.

As teses de Frankl, veiculadas pelo curso do MSKCC e em várias oficinas do Dr. Breitbart, deram a Nise o instrumental que ela buscava para motivar seus pacientes a lutar junto com ela pela cura e por uma vida com qualidade, sem sintomas da doença pelo maior tempo possível, e também, nos casos extremos, a dignificar e dar significado à morte.

Mas esse arcabouço necessário nunca impediu que Nise continuasse participando intensamente da prática clínica em seu sentido estrito. Mesmo na época em que se familiarizou com os ensinamentos de Frankl, trabalhava no Hospital das Clínicas como médica do Serviço de Quimioterapia e Imunologia dos Serviços de Gastroenterologia, Pneumologia, Ginecologia, Mastologia, Sarcomas e Melanomas, e de Tumores do Sistema Nervoso Central, onde, por muitos anos, participou de reuniões multidisciplinares que envolviam cirurgiões, patologistas, radiologistas, oncologistas, imunologistas e outros especialistas. Nessas reuniões, eles discutiam e se atualizavam constantemente sobre esses temas, em uma interativa educação médica continuada dos participantes. Na época, não havia internet e Nise

O SER HUMANO DIANTE DO CÂNCER E A VONTADE DE CURAR

ficava muitas noites na biblioteca da faculdade, coletando informações sobre artigos científicos. Quando estava no MSKCC, também pesquisava em biblioteca e levava materiais de estudo fotocopiado para ler depois, frequentemente durante suas viagens de avião na volta para o Brasil. Tais estudos incluíam os últimos artigos sobre pesquisas de câncer, biologia molecular e imunologia, para atualizar as aulas que dava em congressos.

A mesma preocupação em se atualizar e em intervir se verifica na prática que tem mantido nos últimos anos, sempre atenta à experiência e aos avanços internacionais. Particularmente relevante nos dias de hoje tem sido sua presença regular nas discussões anuais em Lyon, com diretores de institutos de câncer de diversos países desenvolvidos e outros muito pobres, como os da África, sobre soluções para aumentar o acesso à assistência de saúde em países de baixa renda. Nessa arena internacional, os problemas e os debates são múltiplos, mas as preocupações que acompanham Nise Yamaguchi em todas essas ocasiões se balizam constantemente pela sua riquíssima experiência e pelos princípios que já mencionamos. Nessa trilha, ela participou de importantes comitês, como o Comitê Internacional da Sociedade Americana de Oncologia Clínica, e recebeu diversos prêmios e reconhecimentos, entre eles o Joseph Cullen Award, da Associação Internacional de Estudos de Câncer de Pulmão; a Medalha Mário Kroeff, da Sociedade Brasileira de Cancerologia; o reconhecimento pelas ações de controle de tabaco no Brasil, pelo Instituto Nacional do Câncer; a Menção Honrosa do International Prevention and Research Institute; o Prêmio Jimmie Holland, da

Sociedade Brasileira de Psico-Oncologia; o Prêmio Mulher de Destaque, da Federação da Indústria do Estado de São Paulo; e o Prêmio da Assembleia Legislativa.

Este livro reflete parte do que foi a trajetória clínica, acadêmica e técnica da autora, mas também pode ser visto como um pequeno compêndio de informações sobre o câncer e o processo terapêutico a ele associado. Seu objetivo é fornecer um exemplo (entre outros) de conduta clínica para o profissional de saúde e um apoio, por modesto que seja, para o paciente e seus familiares, diante de um desafio em geral tão amedrontador. Não se pretende, é claro, esclarecer todas as questões desse campo extraordinariamente complexo, mas apontar caracterizações sumárias, algumas das alternativas clínicas hoje disponíveis e reflexões existenciais imprescindíveis que a doença suscita, oferecendo aqui e ali orientação útil e, oxalá, tranquilizadora para alguns.

Sandra Galeotti

Agradecimentos

Agradeço aos autores de livros que me inspiraram ao longo da vida, por terem dedicado horas, dias e noites a colocar em palavras muitos de seus pensamentos e experiências.

Agradeço a todos que cuidaram de mim e de minha formação intelectual, moral e espiritual, pois essa formação é a base que me dá segurança nos voos que alço em direção à consecução dos meus sonhos – de bem-aventurança e qualidade para o sistema de saúde e de Cura dos pacientes com câncer que venho tendo o privilégio de tratar. Este agradecimento se estende a todos os mestres que tenho em minha formação científica, professores, alunos e colegas de profissão que, enquanto despendem tanto esforço em seu aprimoramento, também me fornecem conceitos e possibilitam modificações de paradigmas.

Agradeço a meus filhos Marjorie e Kenzo – bem como a Francisco e Marta, que os apoiam e compartilham a vida com eles. Agradeço poder ter dois netos lindos, León e Marie, que me inspiram na continuidade da Vida. Agradeço a meus pais Tetsuo e Tiseko e meus irmãos Charles, Naomi Greice, Meire, Wilson Joji, e a todos os seus filhos, pela linda família que tenho. Ao meu pai Tetsuo, em especial, pelo empreendedorismo, o riso aberto, a coragem e a alegria de viver. À minha mãe pela perseverança, pela intelectualidade, pela cultura, por suas teses e formação acadêmica, sua busca espiritual, e por estar presente em nossas vidas, de forma tácita, até hoje.

Agradeço à minha incansável equipe de médico(a)s, enfermeiro(a)s, secretário(a)s, gestore(a)s, farmacêutico(a)s, assessore(a)s, que formam o esteio técnico e amoroso para os cuidados com os pacientes e para o meu desenvolvimento científico. E o que dizer da confiança, da entrega e da troca com cada paciente e suas famílias, no compartilhamento de suas angústias existenciais, de suas intimidades e de suas conquistas? O meu privilégio é incomensurável e eu usufruo desta oportunidade de aprendizado constante e de revisão dos meus próprios conceitos diante da ótica do outro. Alguns casos emblemáticos ilustram este livro com seus exemplos, colhidos com suas anuências, sempre mantendo o anonimato. Agradeço a cada um deles pela coragem e pelos ensinamentos.

Agradeço ao universo por esta criatividade presente nas estrelas, planetas, galáxias, na Natureza e em todos os processos que regem a vida no nosso planeta, que incluem aqueles processos responsáveis pela manutenção da saúde do nosso organismo e pela restauração das nossas células boas. Nosso sistema imunológico faz parte dessa orquestra perfeita, bem como os inúmeros genes de reparo do DNA, dentro da epigenética que rege o conjunto de DNA, RNA, miRNA etc. As grandes perguntas existenciais se tornam pequenas e se calam diante da beleza do infinito em uma noite enluarada, ou da força da natureza presente em um mar revolto ou em um terremoto.

Aos grandes amigos e companheiros de jornada, que muito me ensinam com suas vidas, palavras e ações: como sou feliz em tê-los comigo, me apoiando e dando forma ao manto de proteção que a amizade verdadeira traz.

Registro também meu profundo reconhecimento ao time de editores e revisores da Editora Unesp, que me agraciaram com este livro, e quero salientar, em especial, a condução esmerada e competente do editor Jézio Hernani Gutierre e a contribuição da Sandra Galeotti. Agradeço também pelas contribuições da Dra. Vania Assaly e das nutrólogas Lucyanna Kalluf e Danielle Miranda, que muito enobreceram o livro.

Ficam aqui também os agradecimentos às palavras generosas do prefácio do grande psiquiatra do Memorial Sloan Kettering Cancer Center e presidente da International Psycho-Oncology Society Wilhelm Breitbart, e do querido médico, escritor e grande comunicador Drauzio Varella na indicação à leitura.

A todos, o meu muito obrigado! A você leitor, o meu profundo respeito e o agradecimento por tornar útil este conjunto de fatores que dá origem a este livro – quiçá, o primeiro de muitos!

Introdução

O objetivo deste livro é traduzir a essência da vontade de curar na vontade de ser curado, por meio de reflexões e abordagens práticas que integram às técnicas médicas também as emoções, a mente e a alma do médico e do paciente, no esforço de capacitar o último a superar uma doença grave, encontrando significado e força para enfrentar uma boa luta. Também diz respeito a médicos e outros terapeutas de saúde que desejam manter viva a chama interior que uma vez guiou seus ideais, quando eram jovens e escolheram sua profissão: em outras palavras, àqueles que desejam preservar viva a vontade de curar.

Muitas vezes, depois de anos de confronto com as dificuldades do sistema de saúde e as que os pacientes e as famílias sofrem para ter acesso aos tratamentos, os médicos experimentam períodos de esgotamento e desânimo em suas vidas e alguns se afastam de sua própria essência para reduzir o desgaste emocional. No esforço para evitar mais sofrimento, eles se anestesiam ou se entorpecem, como se aceitassem um protagonismo muito abaixo de sua verdadeira estatura: apenas se conformam e reagem às circunstâncias, em vez de agir sobre elas.

Ao resgatar conscientemente a vontade de curar, a dedicação ao objetivo de mitigar a dor do ser humano, a oportunidade de contribuir para tornar as pessoas menos doentes por meio da prevenção e de estilos de vida mais saudáveis, o médico e outros cuidadores podem também resgatar o sentimento de completude ao final de cada longa jornada de trabalho. É essa chama interior que torna possível percorrer os corredores do hospital saudando cada pessoa com um sorriso, depois de arrastadas horas à beira do leito de um paciente crítico na UTI.

A vontade de curar é uma força motriz que guia a intuição e a inspiração do médico na busca de uma chance extra para o seu paciente, nas ilhas de excelência do país e do mundo. Ao fazê-lo, ele faz do cuidado com o paciente um processo de educação continuada e desenvolvimento científico, um passo à frente que poderá ser multiplicado. Dessa forma, o que agora está disponível para poucos se tornará acessível a todos os usuários do sistema de saúde pública.

Ela, a vontade de curar, pode levar à atuação em cargos públicos que proporcionem a oportunidade de contribuir de maneira eficiente para esse fim, ou ainda em sociedades médicas e de especialidades que possuam um papel regulatório coparticipativo no desenvolvimento de políticas de saúde pública, promovendo padrões mais elevados de cuidados e mais acesso a tratamentos adequados.

A vontade de curar também convida o profissional de saúde à constante introspecção, de modo a avaliar suas próprias limitações e imperfeições, seu ego e suas inseguranças. A partir dessa pesquisa de alma, ele pode desenvolver a habilidade de transformar o conhecimento em tratamento e o autoconhecimento em empatia para alcançar o coração do paciente e ajudá-lo a encontrar o significado existencial de que necessita, seja como um raio de cura ou como uma ferramenta psicológica para o processamento pacífico de sua própria morte.

A vontade de curar é o caminho individual percorrido pela maioria dos profissionais de todos os ramos do sistema de saúde: médicos, psicólogos, enfermeiros, farmacêuticos, dentistas e outros cuidadores. Se essa chama interior for mantida viva até o fim, ou se ela for extinta sob o peso dos desafios do caminho, isso terá um grande impacto no bem-estar emocional, espiritual e profissional de seus pacientes. Mas, certamente, caso ela seja preservada, benefício equivalente será partilhado pelo próprio cuidador, porque a força derivada dessa chama interior é imensurável. A vontade de curar garante que, dentro de cada viajante, resida uma alegria imensa no cultivo do bem, que pode ser alimentada e reverberada.

Nise H. Yamaguchi, MD, Ph.D.

1
O SENTIDO DA VIDA

Existe um único sentido para a vida? Uma verdade primeira e última que define o propósito da existência? Eu não sei. Mas acredito que viver vale a pena e que não devemos desistir da vida quando enfrentamos uma crise ou doença grave.

Muitos pacientes, quando informados de seu diagnóstico ou da gravidade de seu estado, simplesmente desistem de lutar, por crer que seja inútil fazê-lo. Isso acontecia com mais frequência em décadas passadas, quando o médico, junto com o diagnóstico, informava um prognóstico, baseado nos poucos recursos que a medicina então possuía para tratar o câncer. *Lamento informar que seus exames confirmam câncer em tal e tal local e podemos operar para extrair os tumores e fazer radioterapia, mas sua expectativa de sobrevida é de tantos meses. Portanto, aconselho que o(a) senhor(a) coloque em ordem seus assuntos.* Os médicos não faziam isso por falta de sensibilidade, mas por acreditar em certos limites e não no indivíduo e em sua capacidade de luta, além de se verem obrigados pelo próprio código de ética médica a jamais enganar o paciente, seja ocultando fatos a respeito do real estado deles, seja permitindo a possibilidade de que o paciente julgasse o quadro ainda pior do que de fato era.

Felizmente, nos últimos 35 anos, as ciências médicas e a pesquisa molecular e genética avançaram a passos largos na compreensão de doenças complexas, como o câncer e a AIDS, e novas terapias e tecnologias não apenas fizeram aumentar o tempo de vida – de meses para muitos anos – dos pacientes com essas enfermidades, como também possibilitaram a cura total de alguns tipos de câncer, em especial quando diagnosticados em estágios iniciais da doença. Além disso, a qualidade de vida de pacientes de câncer e de AIDS é hoje muito melhor, graças a novos medicamentos orais e imunológicos que controlam as doenças por bem mais tempo, permitindo que eles reassumam suas vidas e atividades profissionais – novos tratamentos imunológicos e de precisão molecular vêm trazendo renovadas esperanças aos pacientes com câncer.

Compreensivelmente, o diagnóstico do câncer geralmente é percebido pelo paciente como um empurrão para o abismo. Aos poucos, o choque inicial se traduz em medo, tristeza, angústia, muitas vezes em culpa e em uma sensação geral de desamparo. Com frequência, a doença é interpretada como uma espécie de castigo ou talvez uma injustiça. Mas não é nem uma coisa nem outra.

Assim como outras grandes crises e sofrimentos que nos confrontam ao longo do tempo, a doença é, antes de tudo, uma questão colocada pela vida: *O que te define?*... A pessoa pode decidir ser definida pelo câncer ou escolher fazer dessa experiência uma ferramenta de crescimento e superação. O câncer pode ser uma oportunidade de desligar o piloto automático e redescobrir a vida, o riso, a gentileza, a gratidão, a beleza e... a si mesmo! Assim

O SER HUMANO DIANTE DO CÂNCER E A VONTADE DE CURAR

como outros tipos de crise, podem-se obter assim percepções antes totalmente inalcançáveis, afetos que se renovam, imagens belas normalmente engolidas pelo cotidiano, o privilégio de enxergar os entes queridos sem o filtro das próprias expectativas a respeito deles e de amá-los (talvez pela primeira vez) pelo que realmente são. Nada torna a vida e nossos sentimentos e acuidade mais aguçados do que o confronto com o risco de morte iminente, mesmo que hoje, em grande parte dos casos, o câncer não seja mortal. O paciente se sente confrontado com o medo do desconhecido, o vazio da falta de conceitos filosóficos sobre a vida, a morte, a eternidade. E os cuidadores, os médicos, os profissionais de saúde e a família podem ser elementos importantes para a valorização desse momento, já que aspectos ligados a conceitos filosóficos e a crenças podem direcionar muitos dos tratamentos e a aceitação deles.

Há alguns anos, eu passava férias com meus filhos em uma estação de esqui no Chile. Resolvi esquiar, pois acreditava que retomar a atividade após mais de uma década sem praticá-la seria simples "como andar de bicicleta". Não foi. Levei uma queda no início da descida e fui parar à beira de um precipício, dois terços acima do caminho de retorno ao vale. Não me machuquei, mas um medo físico, intenso e dominante me fez paralisar junto ao precipício; medo primal, instintivo, medo da morte ou de perder a integridade física. Um casal me avistou e veio em meu socorro, ajudando-me a descer em segurança pelo restante do caminho, o que fiz muito lentamente, pois, além da dificuldade de lembrar a técnica do esqui, o medo me fazia enrijecer as pernas e gerava um frio na boca do estômago. No dia seguinte, resolvi apenas observar os esquiadores, tomar chocolate quente e supervisionar a atividade dos meus filhos. Mas aquele medo visceral não me abandonava, parecia entranhado em cada fibra de meu corpo. Foi então que resolvi enfrentá-lo e busquei, já no final da tarde, saber se havia algum professor de esqui que pudesse me auxiliar. Um jovem treinador estava disponível. Recebeu-me de forma calorosa e me conduziu a uma suave elevação onde treinava os iniciantes. No caminho, contei a ele o que acontecera na véspera e também descobri que ele era médico ortopedista em Santiago. Ao saber que éramos colegas de profissão, ele me deu uma verdadeira aula sobre músculos, tendões e articulações que eu utilizaria em cada movimento ao esquiar, bem como sobre o comportamento dessas estruturas durante a ação. Disse que em todos os invernos vinha para as montanhas como treinador de esqui porque gostava de ajudar as pessoas a vencer seus medos e desenvolver suas habilidades. Após algumas explicações técnicas, começamos a descer devagar, mas ele estava esquiando à minha frente, de costas, olhando para mim. Fiquei surpresa e ele explicou que sempre esquiava de costas, olhando seus novos alunos, porque, em caso de queda, eles cairiam em seus braços e ele poderia ampará-los. Não preciso dizer que desci esquiando apenas pelo apoio e pelas explicações técnicas dados por ele. Meu filho de 7 anos, ao ver a mãe conseguir esquiar sem cair, quis ter aula com esse professor e, hoje, é um exímio esquiador. Já esquiou até nas pistas mais difíceis, as chamadas pistas pretas, principalmente nos Alpes Suíços, onde minha irmã tem uma casa, em Leukerbad. Hoje morando em Londres, já casado, ainda esquia com alguma frequência. E isso tudo só foi possível porque venci o meu medo visceral.

Amparar o outro para ajudá-lo a vencer seus medos. Eis outra face do humanismo médico em ação, o cerne da vontade de curar. Um paciente que recebe um diagnóstico de câncer ou de outra enfermidade de alto risco à vida se sente à beira de um precipício. Como é importante que alguém esquie de costas, à sua frente, durante o percurso terapêutico!

O paciente com câncer personifica, decerto, um caso diferenciado. O momento delicado em que se encontra o instiga a rever sua vida. Mas, para o médico, a possibilidade de trabalhar com alguém nessa situação não deixa de ser um privilégio, do ponto de vista humano, no sentido de poder compartilhar esse momento em que um ser humano precisa se reinventar, rediscutir seus valores e descartar o que passa a ser irrelevante. Ao médico cabe apurar sua visão para identificar esse fenômeno de repaginação do próprio ser e da própria vida e tentar colaborar. É uma boa fonte de troca: o paciente dá e recebe. Aliás, todo médico deveria ser bem consciente de que existe troca intensa, diariamente, entre ele e seus enfermos. Recebe-se muita coisa boa dos pacientes: emoções, lições de vida, um novo modo de olhar, uma nova percepção. Muitos pacientes percebem como as coisas estão dentro de seu médico, veem a sua alma. É preciso manter viva a chama interior, a determinação e a disponibilidade para entrar no universo do outro e proporcionar a melhor jornada possível nesse período em que médico e paciente caminham juntos.

Como já observamos, ainda é muito difícil dizer para um paciente "você tem câncer". Para se conseguir informar o diagnóstico ao paciente, é preciso uma interlocução profunda. Existe o momento em que o médico respira e se conecta com o paciente. Aquela pessoa passará por uma série de tratamentos, alguns difíceis de suportar, e o médico vai ter de buscar o melhor para ele. Em outros tempos, as dificuldades eram ainda mais graves porque existiam menos tratamentos e as chances de cura ou sobrevida prolongada com qualidade eram menores. Entretanto, é justamente nesses momentos que os indivíduos resgatam, descobrem ou redirecionam suas prioridades e dão um propósito a seu processo vital e a sua luta para superar a crise. É essencial ouvir o paciente, refletir com ele e identificar o que se pode fazer para esclarecer melhor todas as questões, sempre com a sensibilidade e o respeito devidos.

Com base em sua experiência adquirida durante os anos terríveis como prisioneiro de campos de concentração nazistas e nas pesquisas que já vinha realizando antes da guerra, Viktor Frankl desenvolveu uma abordagem psicoterapêutica voltada ao enfrentamento das crises existenciais que podem ser desencadeadas por doença grave, risco de morte iminente, grandes perdas emocionais, mudanças bruscas de *status* social e econômico, ou ainda pelo que ele chama de *vácuo existencial*.[1] Esse vácuo existencial se

---

1 Viktor Frankl, *A vontade de sentido: fundamentos e aplicações da Logoterapia*. São Paulo: Paulus, 2011; e *Logoterapia e análise existencial: textos de seis décadas*. Rio de Janeiro: Forense Universitária, 2012.

tornou comum nas sociedades modernas, em que a acessibilidade a bens materiais e a uma enorme gama de distrações e formas de lazer acaba por lançar muitos indivíduos em um estado depressivo, por falta de significado existencial mais profundo. Em *A cidade e as serras*, Eça de Queiroz ilustra bem, na figura de Jacinto de Tormes, o fidalgo milionário e eternamente desocupado e insatisfeito ("porque sofre de fartura"). É uma personificação desse vácuo existencial a que se refere Viktor Frankl.

As ponderações de Frankl sobre o vazio existencial ensejam paralelos com o paciente oncológico, que efetivamente enfrenta um novo ciclo, um novo momento, associado a novas perspectivas. Aspectos importantes de nossa vida acabam esquecidos ou não recebem a atenção necessária, devido à rotina em que caímos e à nossa inabilidade em administrar bem o tempo ou em avaliar periodicamente os rumos que estamos dando à nossa existência.

Mas em algum lugar, no fundo de nós mesmos, a matéria-prima de que são feitos os sonhos e ideais espera por uma nova oportunidade de iluminar a nossa vida e espantar o desencanto. Cada dia traz consigo seus próprios encantos. Crises e doenças são oportunidades para que paremos e reflitamos, pois nossa esfinge interior nos interpela: *Alto lá! Quem é você?*

Quando adoece gravemente, a pessoa muitas vezes questiona a direção na qual vinha caminhando ao longo de sua vida. Por exemplo, alguém que só pretende galgar mais postos hierárquicos: seja o chefe, seja o presidente de uma empresa, investe muita energia e tempo naquilo. Ao ser confrontado bruscamente com o risco de morte em função de doença ou como vítima de acidente, percebe que a significância daquela situação profissional não era o mais relevante, e que deixou de lado atividades e pessoas que representavam muito mais para sua felicidade, além de outras coisas cruciais, mais próximas de sua essência. Não cabe ao médico julgar a pessoa se esta resolver desabafar com ele; mas deve ouvi-la e tentar descobrir se há algo que possa fazer para ajudá-la (contatar alguém que ela gostaria de ver, por exemplo) nessa nova maneira de encarar a vida. Efetivamente, tal atenção médica me parece mais justificada quando se constata que esse realinhamento de valores essenciais com frequência ultrapassa o âmbito psicológico e tem reverberações, por vezes impressionantes, sobre a própria condição física que originalmente suscitou aquela guinada introspectiva.

Conheci na Europa um ex-paciente oncológico (não era meu paciente) que estivera à beira da morte quatro anos antes, com um câncer avançado e metastático. Seu prontuário registrava que ele chegara a pesar 48 quilos, embora fosse um homem muito alto. Contou que os médicos informaram que ele estava além da possibilidade de cura, com poucos dias de vida, e ficaria no hospital até seu desenlace, para controle da dor e um mínimo de conforto. O homem me disse que na ocasião resolvera se preparar para morrer, fazendo uma revisão mental de sua existência, e chegou à conclusão de que não tinha jamais vivido de fato, apenas corrido pela vida, sempre em busca de dinheiro e sucesso profissional. Essa constatação lhe causou um choque tão grande que ele queria gritar "não posso morrer porque jamais vivi!", mas não tinha forças e estava entubado. Então chorou e, a partir daquele momento e para surpresa de todos, seu organismo reagiu e começou a se recuperar. Manteve-se em remissão durante todo o tempo em que mantivemos contato, tendo aprendido a equilibrar trabalho, vida pessoal e lazer. Perdemos contato após oito anos de sua volta à vida e da plena remissão do câncer.

Entretanto, reafirme-se, a complexidade e a riqueza de experiências que cercam o quadro de uma doença grave afetam médicos e pacientes de uma maneira que não se limita à cura em seu sentido estrito. O dia a dia da assistência é momento de um rico aprendizado, um dos importantes caminhos de autoconhecimento para ambos. Especialmente o médico oncologista e os de outras especialidades que cuidam de doentes graves e com alto risco à vida convivem sempre com o dilema da perda, pois parte dos pacientes que chegam a seus consultórios nem mesmo busca mais a cura, apenas qualidade de vida na fase derradeira de sua jornada. De fato, a morte e o processo de morrer não são questões com as quais é fácil lidar – nem para o profissional de medicina, nem para quem está doente. Porém, é perceptível que nessa fase as pessoas, via de regra, tornam-se mais sábias, passando a valorizar o que de fato é merecedor de valor: o olhar de um filho, a leitura de um livro, o abraço da mulher, o afeto de seu animal de estimação. Nessa fase de confronto com a morte, o ser se torna mais importante que o ter. Compartilhar ou testemunhar esses momentos de reconstrução interior, de mudança de rumo, de redefinição de princípios, é uma dádiva pela qual os médicos deveriam agradecer a cada instante. Quanto mais as pessoas estiverem alinhadas com seus propósitos na vida, quanto mais acolhidas e amadas se sentirem, mais seu sistema imunológico vai corresponder, e assim seu organismo poderá reencontrar o caminho da saúde.

2
O QUE É O CÂNCER?

Câncer e suas causas

A palavra "câncer" está associada a muitos tipos de doenças que possuem em comum a desregulação do processo de multiplicação celular e a tendência de alguns tipos de células desreguladas a formar tumores. Algumas células passam a se multiplicar de forma desordenada, invadem estruturas e vão parar em outros órgãos, causando as chamadas metástases. Podem ser diversas as causas do câncer, mas basicamente se dividem em duas vertentes: a hereditária e a esporádica (ou adquirida).

O câncer hereditário não passa de uma pequena parte dos tumores e está associado a mutações genéticas herdadas através da linhagem familiar, tal como os tumores de mama, associados às mutações BRCA1 e BRCA2, ou o câncer colorretal, associado às mutações herdadas HNPCC ou APC. Algumas síndromes familiares, envolvendo um quadro complexo de doenças, também incluem um ou mais tipos de câncer entre as enfermidades a que predispõem. Por exemplo, Síndrome Li-Fraumeni, Síndrome de

Bloom, Anemia de Fanconi, Xeroderma Pigmentosum, Ataxia--Telangiectasia, entre outras.

O câncer esporádico, ou câncer adquirido, está associado a diferentes causas, geralmente mais de uma, que agridem o DNA de células repetidamente ao longo do tempo. É o caso do câncer de pulmão, associado ao tabagismo em mais de 80% dos pacientes, ou à exposição ao gás radônio, que se acumula nos andares térreos e no subsolo dos edifícios (casas, escritórios, garagens, fábricas, minas etc.) em certas regiões. O radônio é um gás inodoro e inerte, porém radioativo, derivado do urânio e do tório presentes em rochas do subsolo, no solo, em algumas pedras decorativas e em outros materiais de construção. Está associado a casos de câncer de pulmão, principalmente em não fumantes, e pode aumentar a incidência do câncer em pessoas que fumam. A combinação dessas duas exposições (cigarro e gás radônio) quintuplica o efeito carcinogênico da fumaça do tabaco (cigarro, charuto, cachimbo, cigarrilha, narguilé).

Outro carcinógeno poderoso e que requer um período muito menor de exposição do que o tabagismo para desencadear tumores nos brônquios (os mesoteliomas) é o pó do amianto aspirado com o ar, a que estão expostos os operários de fábricas desse material, os que transportam esses produtos e os que os utilizam na construção civil. Também os que residem ou trabalham em edifícios com esses materiais estão sob risco, em particular pela ingestão de partículas de amianto dissolvidas na água potável ou pela inalação de partículas. Embora o uso do amianto esteja proibido até mesmo na manufatura de pastilhas de freio, no Brasil ainda se fabricam telhas, caixas d'água e adutoras de água tratada (que levam a água potável das estações de tratamento às casas, escolas e hospitais) com esse material. As partículas do amianto ingeridas tendem a se agarrar à mucosa do esôfago, do estômago e dos intestinos, nos quais contribuem para a formação de tumores gastrointestinais e, principalmente, da membrana que envolve os órgãos abdominais (o peritônio).

Outra fonte importante de carcinógenos é o uso abusivo de defensivos agrícolas (pesticidas, herbicidas, inseticidas), que hoje estão presentes em praticamente todos os produtos, inclusive nas rações com as quais se alimentam bovinos, suínos, ovinos e aves. O Brasil é o campeão mundial do uso excessivo desses produtos, que imitam hormônios e entram nas células de glândulas e outros órgãos, causando mutações, doenças degenerativas e câncer.

Produtos domésticos de limpeza representam também uma fonte constante de exposição aos carcinógenos, em especial aqueles contendo derivados do petróleo, os chamados hidrocarbonetos aromáticos policíclicos (HAPs). Estão presentes em ceras, polidores de madeira (lustra móveis), naftalinas, solventes, materiais para lavagem a seco de tecidos e diversos aerossóis (inclusive os que misturam HAPs a inseticidas), além de tintas à base de óleo, vernizes, parafinas e lubrificantes. Ainda mais comum é a ocorrência de HAPs na fumaça resultante da queima de combustíveis fósseis (gasolina e óleo diesel).

As vias respiratórias são as vítimas mais evidentes da agressão dos HAPs, mas os rins e a bexiga também são atingidos, sendo os cânceres nesses órgãos frequentes em pessoas que trabalham na fabricação de derivados do petróleo ou em sua aplicação, transporte e distribuição, inclusive frentistas de postos de gasolina.

Hábitos alimentares e estilos de vida também podem contribuir de forma importante para o aparecimento do câncer esporádico, ou mesmo facilitar o aparecimento do câncer em pacientes que tenham mutações germinativas, de origem familiar. Alguns pacientes têm deficiência de enzimas de reparo do DNA e ficam especialmente sensíveis a toxinas exógenas.

Dietas ricas em gorduras animais, doces, carnes defumadas e muita caloria sem valor nutricional contribuem para o aumento de produção de certos hormônios, os quais incentivam a proliferação de células na mama, na próstata, no intestino, facilitando a formação de câncer ou de nódulos nesses órgãos. Além disso, a sobrecarga de toxinas e detritos alimentares resultantes da flora de putrefação que se instala nos intestinos dos consumidores de muita carne e derivados favorece a lesão do DNA das células do trato gastrointestinal, aumentando o risco para câncer gastrointestinal esporádico. O consumo frequente de bebidas alcoólicas é outro fator de risco para tumores de boca, gastrointestinais e de pâncreas, além de ser um imunodepressor, visto que o álcool afeta o sistema imunitário e priva o sistema nervoso de vitaminas do complexo B, que são cofatores de resposta imunitária e essenciais ao bom funcionamento do sistema nervoso central (cérebro).

Geralmente, quem é habituado a ingerir muita carne e seus derivados, frituras e carboidratos saturados de açúcar e gordura, além de refrigerantes, tende a comer menos vegetais e frutas. No entanto, os vegetais são imprescindíveis para o equilíbrio

O SER HUMANO DIANTE DO CÂNCER E A VONTADE DE CURAR

nutricional, além de promover a desintoxicação do organismo, graças à oferta de vitaminas e enzimas, e contribuir para o bom funcionamento do sistema imunitário. Mas devemos evitar os que são cultivados com agrotóxicos. Quanto aos cereais e frutas, pelas mesmas razões, devemos preferir os que são comprovadamente orgânicos (leia os rótulos). Vale a pena gastar um pouco mais com a qualidade dos alimentos e economizar em remédios para a má digestão, alergias e outras doenças. Voltaremos a esse ponto muito importante – o cuidado com a alimentação – mais à frente.

Outros fatores fundamentais na prevenção do câncer são a prática regular de exercícios físicos e dormir bem. Um sono saudável, no escuro, sem o barulho da televisão, tem um papel restaurador e protetor do sistema imunológico. Previne não só o câncer, como outras doenças crônicas e degenerativas, como problemas cardíacos, vasculares, cerebrais e de outros órgãos.

3
O TRATAMENTO DO CÂNCER

A abordagem moderna do tratamento oncológico busca mobilizar diferentes recursos no combate ao câncer, tais como a combinação de modalidades de tratamento, a combinação de medicamentos que possuem alvos específicos e terapias adjuvantes. Por exemplo, após a retirada cirúrgica de um tumor, mesmo que não haja evidência clínica de metástases, o médico pode decidir administrar preventivamente um medicamento antineoplásico ou prescrever algumas sessões de radioterapia, para reduzir o risco de que células malignas – que ainda possam estar no local ou em circulação – originem novos tumores.

As modalidades terapêuticas atuais contra o câncer são: a) *cirurgia*; b) *quimioterapia sistêmica*; c) *radioterapia*; e os tratamentos oncológicos adjuvantes: d) *hormonioterapia*; e) *imunoterapias* (vários tipos de vacinas profiláticas e terapêuticas, anticorpos monoclonais; além de bloqueadores de sentinelas imunitárias em tumores); e) *terapias moleculares de alvo específico* (inibidores de fatores de crescimento celular, inibidores de vascularização de tumores, inibidores de enzimas reparadoras do DNA); f) *terapias epigenéticas* (uso de inibidores ou de ativadores dos controles epigenéticos que regulam a atividade de genes); h) tratamentos endovenosos feitos com *medicina nuclear e radioisótopos marcados*, principalmente para tumores de tireoide captantes de iodo e tumores neuroendócrinos captantes de somatostatina.

Cirurgia oncológica – A cirurgia pode ser realizada com dois objetivos: extrair o tumor e/ou realizar a biópsia (exame que determina o tipo de tumor) e verificar se existem metástases disseminadas. Sempre que possível e quando clinicamente recomendável, essa é a primeira escolha terapêutica, pois remove o tumor, algumas vezes integralmente. A cirurgia oncológica segue técnicas próprias e é realizada por cirurgiões especializados, pois esses procedimentos requerem conhecimentos e cuidados especiais na ressecção do tumor e de outras lesões a eles associadas, tais como nódulos linfáticos, quando necessário. Os tumores de mama, por exemplo, que desenvolveram ramificações para nódulos linfáticos, requerem também a remoção dos nódulos linfáticos atingidos. Algumas cirurgias são melhor realizadas se houver a diminuição dos tumores por tratamento prévio com quimioterapia, em uma modalidade chamada de neoadjuvante ou quimioterapia primária.

Uma vez encerrada a etapa cirúrgica, o médico oncologista clínico, responsável pelo tratamento, irá decidir o tipo de terapia necessária a seguir: quimioterapia, terapia de alvo molecular, imunoterapia, radioterapia ou ainda uma combinação de algumas dessas alternativas. Geralmente, esses tratamentos são realizados sem internação, por meio de atendimento ambulatorial – a

O SER HUMANO DIANTE DO CÂNCER E A VONTADE DE CURAR

menos que o médico decida que é importante manter o paciente internado por mais alguns dias.

Quimioterapia sistêmica – Esse tratamento utiliza medicamentos que eliminam as células de câncer que formam os tumores e suas metástases. Quando o tumor é muito grande e se encontra em uma região do corpo que não permite sua extração por cirurgia ou permite apenas a retirada de parte do tumor, a quimioterapia pode ser utilizada em combinação com outras ações terapêuticas, em especial a radioterapia.

Existem muitos tipos de medicamentos quimioterápicos. Os tipos de medicamento que cada paciente receberá, bem como a duração do tratamento, serão estabelecidos pelo médico oncologista em função de protocolos de uso do medicamento e do caso particular de cada paciente. Tais drogas geralmente são citotóxicas (destroem as células cancerosas) ou genotóxicas (agridem o DNA da célula maligna). Um medicamento pode ser utilizado em combinação com outros, ou com outras modalidades de tratamento (cirurgia, radioterapia, imunoterapia, terapia de alvo molecular). Os aspectos particulares do quadro clínico do paciente e a existência ou não de outras limitações físicas (pressão alta, problemas renais, cardíacos, problemas hepáticos, alergias etc.) são levados em consideração na escolha da estratégia de tratamento oncológico a ser adotada para cada pessoa. Portanto, é extremamente importante que o oncologista, desde a primeira consulta, seja informado de todo o histórico médico do paciente.

Os medicamentos utilizados na quimioterapia sistêmica são administrados por via injetável (endovenosa, muscular ou subcutânea) ou oral (comprimidos, cápsulas ou líquidos administrados pela boca). Neste último caso, diferentemente do que acontece para os medicamentos injetáveis, nem sempre o paciente precisa comparecer em ambulatório, mas invariavelmente deve seguir as orientações contidas na prescrição médica relativa às doses e aos horários de ingestão. De fato, cabe ao paciente observar com rigor essas e as demais orientações médicas, inclusive aquelas referentes a possíveis efeitos colaterais que podem acompanhar o tratamento e a como agir caso estes ocorram.

Radioterapia – É um tratamento que busca destruir as células do tumor por meio da aplicação de radiação ionizante sobre a área afetada. A radiação ionizante tem origem em materiais radioativos, estudados especificamente para esta finalidade. Esses raios são invisíveis, inodoros, e sua aplicação é indolor, mas causam danos ao DNA das células a partir da produção de altas concentrações de espécies reativas do oxigênio conhecidas como "radicais livres". O dano causado por esses radicais livres induz à morte das células malignas. Está em fase de instalação (ainda não está presente na maioria dos países do mundo) a utilização de prótons e de carbono para esse mesmo fim, aparentemente com melhoria da precisão da área e diminuição de efeitos colaterais.

O tratamento radioterápico é feito em um hospital ou clínica equipado para isso, mas o procedimento normalmente não exige que o paciente seja internado. São realizadas frações do tratamento diariamente, geralmente de segunda a sexta-feira, por um período determinado, de acordo com minucioso planejamento realizado pelo serviço, com o auxílio de físicos nucleares, dentro de um grande rigor científico. Existe também a possibilidade de utilização de aparelhos sofisticados como o CyberKnife e a radioterapia estereotáxica, que permitem tratamentos focais baseados em cálculos multidimensionais. Nesse tipo de tratamento, levam-se em consideração o órgão e a localização da lesão. A indicação do procedimento pode ser feita por equipes multiprofissionais e é realizada pelo médico especialista em radioterapia.

Tratamento oncológico adjuvante

Tratamento adjuvante é uma estratégia terapêutica na qual a quimioterapia e/ou a radioterapia são associadas a outros medicamentos. Tal procedimento se justifica seja para aumentar a eficiência do tratamento principal, seja para evitar a formação de novos tumores a partir de células tumorais que tenham migrado para outras regiões ou estejam circulando no sangue. Na sequência, mencionaremos alguns dos tratamentos mais constantes na prática clínica.

Hormonioterapia – Alguns tumores na mama, no endométrio uterino ou na próstata podem precisar de hormônios para crescer. Portanto, o bloqueio da produção de certos hormônios pelo corpo ou o uso de hormônios que inibam aquele hormônio que estimula o crescimento do tumor podem ser incluídos na terapia oncológica. Tratamentos oncológicos já consagrados, como a hormonioterapia para tratamento adjuvante do câncer de próstata, de endométrio uterino e de mama, há muitos anos têm sido usados com sucesso no controle desses tipos de câncer.

A hormonioterapia pode ter alguns efeitos colaterais. São eles: no caso de mulheres, ondas de calor e sudorese, disfunções sexuais, sintomas de menopausa precoce, ressecamento vaginal, perda óssea e muscular e déficits de concentração, entre outros sintomas. No homem, pode ocorrer a andropausa. Apesar desses inconvenientes, a hormonioterapia pode ser muito eficaz no controle do crescimento de tumores, tornando-os mais vulneráveis aos demais tratamentos oncológicos prescritos.

Imunoterapias – São os diversos procedimentos e compostos que auxiliam o sistema imunitário do paciente a reconhecer as células cancerosas e a atacá-las. Muitas vezes, o sistema imunitário reconhece o câncer, mas não consegue realizar um ataque efetivo ou completo. Para robustecer esse ataque, a imunoterapia oncológica segue duas vertentes, apoiadas respectivamente em *anticorpos monoclonais* e *vacinas oncológicas*.

- Anticorpos monoclonais contra pontos de tolerância imunológica são moléculas desenvolvidas pela indústria farmacêutica para tornar células tumorais facilmente reconhecíveis pelo sistema imunitário. Já fazem parte do arsenal terapêutico contra melanoma, câncer de pulmão, cabeça e pescoço, colo de útero, rim, bexiga e diversos outros tumores, podendo ser dados de forma isolada ou associados a esquemas de quimioterapia, dependendo da estratégia a ser adotada. Hoje também existem diversos tipos de anticorpos monoclonais que possuem afinidade específica com certos subtipos de tumores, tais como alguns tumores de mama, gastrointestinais, linfomas etc. Como e quando utilizar esses medicamentos será decidido pelo médico oncologista responsável, em função de testes realizados nas amostras tumorais do paciente.

* Vacinas, por sua vez, podem ser terapêuticas ou profiláticas. As primeiras visam tratar uma doença já estabelecida, enquanto as segundas, prevenir tipos específicos de doença. Vacinas oncológicas terapêuticas são pesquisadas ainda de forma experimental, utilizando células do sistema imunitário e/ou do tumor do próprio paciente, sendo preparadas especialmente para aquele indivíduo. Podem vir a ser ferramentas particularmente úteis no tratamento auxiliar de alguns tumores, e estão em fase de desenvolvimento. No caso das vacinas profiláticas, visa-se especificamente a prevenção de cânceres causados por infecção viral, como o papiloma vírus (que causa câncer de colo de útero, de pênis, de canal anal e de cabeça e pescoço) e as hepatites virais (causadoras de câncer de fígado). A vacinação de jovens contra o papilomavírus humano (HPV) pode ser crucial na redução dos tumores relacionados a esse vírus. As vacinas terapêuticas contra o HPV estão em desenvolvimento e em áreas endêmicas,

como a África, a vacinação contra a hepatite B também pode ser considerada uma medida de saúde pública.

Terapias de alvo molecular – Nos últimos vinte anos, diversas moléculas terapêuticas para o tratamento específico de certos tipos de tumores foram pesquisadas e desenvolvidas, por meio do estudo das características individuais dos tumores. Diferentemente da quimioterapia sistêmica, esses medicamentos atuam preferencialmente sobre estruturas presentes em certas células cancerosas e interferem no crescimento dessas células, causando efeitos colaterais mais toleráveis do que as quimioterapias em geral. Precisam também ser moduladas de acordo com a tolerância do paciente e de acordo com a capacidade do seu organismo de eliminar essas substâncias, em um processo chamado de farmacogenômica.

Para alguns tipos de câncer, por exemplo determinadas formas de leucemia, a descoberta de um medicamento de alvo molecular específico, em 1999, representou um grande avanço no controle, e mesmo na cura, de centenas de milhares de pacientes em todo o mundo. Também prolongou por décadas a vida de outros pacientes de todas as idades. Além disso, descobriu-se que alguns tumores sólidos possuíam o mesmo alvo molecular e essa terapia foi estendida também a eles. Por exemplo, tumores da mama, apresentando aumento anormal de receptores HER-2 em suas células, podem ser combatidos com uma medicação específica contra esse alvo molecular (HER-2). Tumores sólidos apresentando receptor c-Kit ou leucemias expressando esse mesmo alvo molecular são sensíveis a medicamentos que bloqueiam a atividade desse receptor.

Normalmente, os medicamentos oncológicos de alvo molecular específico (também chamados de *terapias-alvo*) são administrados por via oral (comprimidos) e podem ser prescritos em combinação com outros tratamentos oncológicos ou em sequência a eles, de acordo com os protocolos estabelecidos em estudos científicos e a critério do médico para cada caso em particular.

Terapias epigenéticas – Nas células cancerosas, o padrão normal de atividade dos genes está alterado: genes que deveriam estar ativos naquele tipo de órgão ou tecido foram silenciados, e outros que deveriam estar silenciados foram ativados pelo tumor. Considerando essa característica frequente nos tecidos tumorais, nas últimas décadas foi desenvolvida uma nova classe de moléculas terapêuticas, que já está aprovada para o tratamento de leucemias e linfomas. Todas essas moléculas têm em comum o fato de agir sobre as enzimas (proteínas catalisadoras) que controlam a ativação e a desativação dos genes nos cromossomos. Conhecidas como inibidores de deacetilases de histonas e de metiltransferases de DNA, essas medicações buscam inibir genes que não estariam ativos no tecido normal, ou ativar genes que o câncer desativou nas células tumorais. Podem, ainda, reverter a resistência de tumores contra alguns medicamentos de alvo molecular e quimioterápicos sistêmicos. Alguns experimentos com imunoterapia têm surtido mais efeito quando associados a esses agentes epigenéticos.

Aspectos diversos – Dos tratamentos mencionados, a cirurgia é a modalidade que quase sempre exige internação hospitalar, sobretudo quando se trata de tumores internos profundos ou em regiões de difícil acesso. Muitas vezes, o paciente com câncer chega ao serviço de saúde em um grau avançado de desnutrição, devido à falta de apetite ou à dificuldade em se alimentar. Nesses casos, o médico pode decidir interná-lo por alguns dias para que ele receba alimentação por via enteral ou por sonda nasogástrica ou então propor a alimentação parenteral (por veia periférica ou veia central), enquanto realiza os exames adicionais necessários ao planejamento da cirurgia ou outro tratamento oncológico.

O tratamento ambulatorial é realizado quando o médico responsável e o paciente decidem que não há necessidade de internação. Alguns casos cirúrgicos muito iniciais ou procedimentos de biópsias podem ser feitos em sistema ambulatorial, de hospital-dia ou de unidade de intervenção, onde se realizam biópsias guiadas por ultrassonografia, tomografia ou ressonância magnética. Em alguns locais muito especializados, podem ser realizados tratamentos de destruição de tumores pequenos de fígado, pulmão, próstata ou rim, por exemplo, por mecanismos de introdução de uma agulha na região e posterior destruição por método de congelamento (crioablação), térmico (termoablação), micro-ondas ou até por ultrassom de alta frequência (HIFU).

A quimioterapia, a imunoterapia, a hormonioterapia e a radioterapia podem ser realizadas em ambulatório. O oncologista clínico solicitará os serviços de quimioterapia ou de radioterapia de um hospital ou de uma clínica e orientará o paciente a agendar com a enfermagem os dias e horários em que deve comparecer para receber o tratamento.

Avanços no tratamento do câncer

Atualmente, a oncologia médica trata com sucesso um número crescente de tipos de câncer. Notemos que o diagnóstico de um tumor em sua fase inicial de desenvolvimento aumenta a chance de cura total. A área do diagnóstico e os recursos para a detecção precoce e prevenção do câncer também estão avançando rapidamente, como demonstram as novas técnicas laboratoriais baseadas em biomarcadores moleculares, testes genéticos de predisposição e biópsia líquida. Há estudos que tentam avaliar a possibilidade de funcionamento de determinados tratamentos por meio de análise de dados, obtendo informações, por exemplo, a partir de testes de sensibilidade das células tumorais diretamente expostas a certos medicamentos. Isso vem ocorrendo em áreas experimentais, mas, em alguns casos, já chega como opção diagnóstica estruturada.

Hoje estão disponíveis novos e eficazes tratamentos para alguns cânceres em estágio avançado, o que aumenta a possibilidade de o paciente ter muito mais tempo e muito mais qualidade de vida. Também há tratamentos em desenvolvimento, com resultados animadores. O conjunto de possibilidades de tratamento, que inclui as terapias de alvo molecular específico para vários tipos de tumores sólidos (pulmão, mama, próstata, colo de útero, estômago, intestino etc.) e cânceres hematológicos (leucemias e linfomas), as vacinas para tratamento adjuvante de melanomas, tumores renais e câncer metastático de próstata, dentre outras, traz novas esperanças aos pacientes. São possibilidades reais, ainda que o acesso a esses tratamentos por vezes ainda seja difícil – é imperativo que se amplie o acesso a todos os tipos de terapia, com custos mais adequados à realidade econômica do país.

Em diversos países, devem aumentar as pesquisas com vacinas que utilizam transferência adotiva de células para diversos tumores sólidos, além da busca por novos anticorpos monoclonais. Os anticorpos monoclonais ajudam a aumentar as defesas naturais do corpo (sistema imunitário) no combate a tumores, estimulando as células imunitárias a reconhecer o tumor e atacá-lo. São administrados em combinação com outros tratamentos ou em tratamento único, dependendo do tipo de câncer e do estágio de progressão tumoral.

Enquanto isso, alguns tratamentos tradicionais continuam progredindo. É o caso dos regimes que combinam imunomoduladores ou agentes epigenéticos com quimioterapia sistêmica, das novas formas de transporte de medicamentos anticâncer para as células tumorais, além de diversas técnicas de cirurgia oncológica e avanços em radioterapia, inclusive para tratamento de metástases tumorais no sistema nervoso central (cérebro). A própria hormonioterapia tem sido revisitada – com a utilização de tratamentos moleculares como os inibidores de moléculas, os bloqueadores de vias de sinalização celular, ou com inibidores de enzimas associadas a doenças genéticas de origem familiar.

Portanto, no caso de diagnóstico de câncer, é fundamental que o paciente se informe com o médico responsável sobre as melhores estratégias de tratamento para o seu caso em particular: o que antes era considerado tratamento inevitável, hoje pode ser uma mera alternativa – e talvez nem mesmo a mais apropriada. Como já se observou, a parcela de procedimentos e tratamentos médicos bem-sucedidos cresce a cada dia, e a desesperança de ontem muitas vezes não faz sentido diante das possibilidades atualmente disponíveis. Mesmo nos casos em que a cura total ainda é impossível, é importante que médico e paciente formem uma aliança para promover e estender a qualidade de vida e o controle da doença, pois os avanços da pesquisa oncológica têm sido, também aqui, notáveis.

4
O PERCURSO TERAPÊUTICO

Neste capítulo, procuro ilustrar a trajetória do tratamento do câncer de uma maneira bem concreta, desde a primeira consulta, passando por diagnóstico, discussão de caso com o paciente e escolhas terapêuticas, e chegando até as informações que pacientes e seus familiares costumam buscar. Para isso, relato, na sequência, o caso emblemático de uma paciente que deseja inspirar outros com sua trajetória terapêutica.

Certo dia, uma jovem linda de 34 anos entrou no meu consultório, encantadora e sorridente, com seus olhos azuis e longos cabelos pretos. Quem a visse naquele momento, assim como ao longo dos anos seguintes, jamais imaginaria o que se passava. Tinha um melanoma metastático por todo o corpo: ela mesma havia localizado muitas das lesões e me mostrava os nódulos azuis no tecido subcutâneo da coxa, debaixo do seio e em muitos outros lugares. Tinha ainda metástases no fígado e linfonodos.

Tudo começara com uma lesão de pele escura, que muitas vezes costumava coçar ou ulcerar, apresentando diversas cores, muito provavelmente resultado de mutações por exposição solar repetida, embora a pele da paciente fosse bem branca e não parecesse tomar muito sol. Eu acabara de voltar de um congresso internacional em que havia sido anunciada a aprovação de um novo tratamento aparentemente aplicável ao caso, e que só estaria disponível dentro de alguns anos no Brasil. Esse tratamento só é eficaz quando o melanoma possui uma mutação específica, que ocorre em apenas um terço dos casos. Havia a promessa de que, se houvesse tal mutação, as medicações funcionariam de forma extraordinária. O problema era que o teste da mutação ainda não estava disponível, além de os remédios, caso a paciente se qualificasse para o tratamento, serem muito caros.

No entanto, os outros tratamentos disponíveis na época eram altas doses de quimioterapia e de interleucina-2, que ofereciam uma chance pequena de êxito e eram bastante tóxicos. Pacientes ficavam em UTI, vomitavam muito, passavam muito mal, a pressão caía e precisavam de medicamentos endovenosos para aumentar a pressão, tinham edema de pulmão e, muitas vezes, ganhavam até dez quilos de água retida em uma semana. Entretanto, sem tratamento, a expectativa de vida daquela paciente em particular era de menos de seis meses.

Resolvemos fazer o teste e, para nossa alegria, os resultados foram positivos: os tumores tinham uma mutação chamada BRAF V600. Com isso, alcançamos a oportunidade de observar na prática os efeitos de uma mudança de paradigma clínico: a possibilidade de oferecer um tratamento de alvo molecular que bloquearia a mutação que estava causando o crescimento das células tumorais do melanoma!

O SER HUMANO DIANTE DO CÂNCER E A VONTADE DE CURAR

Essa solução causava outros efeitos colaterais, a maioria administrável. Um desses efeitos adversos era a formação de alguns tumores de pele, dos tipos basocelular e epidermoide – efeitos que hoje já diminuíram em frequência devido à combinação do tratamento com uma medicação que, além de aumentar o efeito terapêutico (inibindo outro alvo molecular chamado MEK), ainda atenua os efeitos colaterais. Mesmo entre médicos, muitas vezes se imagina que dois remédios podem ser piores do que um, mas, ao menos nesse caso, os dois remédios combinados funcionavam melhor do que quando isolados.

Antes de começar, ainda tínhamos o problema do acesso. Como conseguir um remédio que custava mais do que dois salários mensais inteiros dela? Como negar tal tratamento quando eu sabia que ele era o melhor? Esse dilema é frequente não só em nosso país, que possui carências enormes nos sistemas público e privado de saúde, mas também em países do Primeiro Mundo, em que nem todos os pacientes têm acesso a coberturas de medicações de ponta. Muitos médicos nem chegam a pedir teste de mutações para não sofrer o dilema de saber e não poder medicar, restando somente a quimioterapia tradicional, que, sabidamente, não será o melhor tratamento possível para o problema. Foi aí que, ao procurar uma forma de conseguir a medicação, soube de uma pesquisa clínica que era oferecida a pacientes que quisessem ser acompanhados de perto com exames frequentes, dentro de um protocolo de atendimento e de regras preestabelecidas pelo estudo. Esses protocolos de pesquisa são rigorosamente controlados, pois, a partir dos dados coletados, os medicamentos são liberados para o mercado, recebendo aprovação provisória ou definitiva, ou acabam não sendo nunca autorizados pelos diversos organismos nacionais ou internacionais de regulação, como o Food and Drug Administration (FDA), a European Medicines Evaluation Agency (EMEA), ou a agência reguladora do Japão. Eu mesma e outros colegas brasileiros já havíamos participado de diversas pesquisas clínicas com medicamentos que fizeram grande diferença para centenas de milhares de pessoas no mundo quando foram liberados. Esses protocolos podem ser gerados pelos pesquisadores nas instituições de ensino e pesquisa e são oportunidades de troca de conhecimento nos eventos científicos, pois promovem o desenvolvimento da ciência nos países nos quais são realizados.

Encaminhei a paciente ao protocolo e, para nossa alegria, ela foi aceita. Com a administração do tratamento, as lesões todas desapareceram em menos de um mês e, como a maioria era visível, a paciente pôde acompanhar de perto toda a evolução. Ela seguia à risca todas as orientações dos médicos e monitores do protocolo de pesquisa, fazia os exames de rotina e podia receber os medicamentos sem custos, o que viabilizou integralmente o tratamento.

Nunca podemos subestimar a generosidade do universo. Mesmo jogando contra as probabilidades, se não tivéssemos pedido o exame de mutação, minha paciente não teria recebido afinal o tratamento apropriado.

Entretanto, em paralelo ao tratamento em si, outras tantas ações foram providenciadas. Junto com os medicamentos, ela se submeteu a uma mudança radical na dieta, passando a

O SER HUMANO DIANTE DO CÂNCER E A VONTADE DE CURAR

comer alimentos funcionais, orgânicos, e diminuindo o açúcar, os adoçantes artificiais, os corantes, os embutidos e as frituras. Melhorou a ingestão de suplementos e vitaminas, sempre sob orientação de médico nutrologista. Fazia exercícios físicos de forma regular e encontrou uma psicoterapeuta maravilhosa, que trabalhou intensamente com ela para debelar suas angústias, seus medos e seus ressentimentos e resolver diversas pendências familiares com seus parentes próximos, tornando-se, assim, uma pessoa bem mais feliz. Acabou sendo uma referência para os médicos do hospital onde recebia os medicamentos do estudo clínico, que puderam ver com os próprios olhos o que a medicina personalizada e de precisão pode fazer pelos pacientes.

A medicina personalizada procura o melhor remédio para cada paciente, com base em suas características genéticas e metabólicas individuais, estudando seu DNA e a epigenética, que já descrevemos anteriormente. Outro aspecto dessa forma de tratamento é a medicina de precisão, que desenvolve as terapias-alvo já descritas, além de desenvolver e utilizar testes que predizem o grau de resposta de um tumor ou de uma pessoa a medicamentos específicos, antes mesmo de o médico prescrevê-los. São os chamados testes preditivos de resposta, que ajudam o médico a escolher o tratamento que trará o melhor benefício para cada paciente, de maneira individualizada. Isso evita submeter o paciente a tratamentos aos quais não responderá bem ou que poderão causar intoxicações por vezes letais.

No caso de nossa querida paciente, encontramos, como já dissemos, uma mutação direcionadora (ou *driver mutation*), a mutação

{61}

do BRAF V600. Quando ocorre no melanoma, essa mutação, presente na maioria das metástases decorrentes do melanoma originário, faz com que as células malignas se multipliquem rapidamente. Talvez se pudesse imaginar que, com um medicamento capaz de rastrear e destruir as células portadoras da mutação *citada*, a chave de uma cura radical estaria disponível. No entanto, *maioria* não quer dizer *todas* – nem todas as metástases portam a mutação mencionada; além disso, as medicações que agem sobre essa mutação têm dificuldade em penetrar algumas áreas do corpo, como o cérebro.

Foi exatamente o que aconteceu. Passados quase seis anos do tratamento, quando já havia experimentado um avanço notável em seu âmbito psicológico – conquistado novas posições na empresa, criado o filho, que já cursava a faculdade, resolvido pendências emocionais e afetivas –, a paciente apresentou sintomas alarmantes: desenvolveu dor de cabeça intensa e sua fala ficou visivelmente mais lenta, empastada. Seu raciocínio continuava rápido e brilhante, o movimento do lado esquerdo do corpo também estava mantido, mas o direito, um pouco prejudicado, principalmente na mão direita. A perna direita se mantinha quase inalterada.

Solicitei imediatamente uma ressonância magnética cerebral e tivemos de enfrentar o difícil diagnóstico de uma metástase cerebral única, exatamente em uma das chamadas áreas eloquentes, a que comanda a fala, e muito perto da zona controladora do movimento do lado direito do corpo. Imagine a situação de uma jovem mulher, vendo-se sujeita a uma possível cirurgia cerebral que provavelmente a deixaria afásica (sem fala), e correndo ainda o risco de ter todos os movimentos do lado direito do corpo interrompidos, sendo ela destra?

Na prática da medicina, muitas vezes precisamos enfrentar os dilemas mais difíceis, pois não somos adivinhos, mas possuímos evidências de que o paciente está em uma fase crítica, de modo que é nossa função ajudá-lo a tomar decisões. Para isso, busco os melhores médicos de cada especialidade, não só pelo currículo de formação, mas pelos resultados que obtiveram ao longo dos anos. E, acima de tudo, pelas características pessoais de ética e pela capacidade de acolhimento e de solidariedade em relação ao paciente. Assim, pude construir, ao longo destes mais de 35 anos dentro de minha atividade, uma rede de profissionais extraordinários que doam suas vidas pessoais à ciência e ao próximo. Organizamos também juntas médicas de discussões multidisciplinares, envolvendo outras especialidades médicas e não médicas, que incluem radioterapeutas, cirurgiões oncológicos, clínicos, geneticistas, patologistas, radiologistas etc. Essas reuniões multidisciplinares muitas vezes lançam uma nova luz sobre o caso de um paciente e trazem soluções inusitadas.

No caso da paciente em foco, havia a possibilidade de se tentar, sob o risco de causar um crítico edema em torno do tumor, uma radioterapia chamada Gamma Knife, que é uma espécie de radiocirurgia (não invasiva), focada, precisamente, na área do tumor. O aparelho para realização do procedimento parece uma estação da NASA, em que os cálculos físicos e matemáticos chegam a micra. A região a ser tratada é identificada, a paciente utiliza um dispositivo em volta da cabeça que dá os eixos x, y e z, e, com isso, o aparelho reconhece tridimensionalmente o tumor e coordena uma grande máquina de radioterapia para se movimentar em volta da cabeça da paciente (ou de outra área do corpo escolhida), concentrando todos os raios em pontos muito precisos. Na época, havia no Brasil um neurocirurgião, professor da Universidade da Califórnia, que assumiu os riscos e realizou o procedimento com todos os cuidados. A paciente, porém, teve a complicação mais temida: uma grande inflamação e um inchaço monstruoso em volta do tumor, que a deixaram sem movimento do lado direito e sem fala, exatamente o que temíamos. Teve de ficar internada tomando altíssimas doses de corticoides, que fazem a pessoa ganhar estrias e engordar muito, porque, além de reter água no corpo, estimulam fortemente o apetite. Ela recebeu 32 miligramas de corticoide na veia, a pedido do neurocirurgião, e ficou internada no hospital, onde inclusive sofreu uma queda ao tentar ir ao banheiro sozinha – isso aconteceu (apesar dos avisos) porque ela estava determinada a não ficar paralítica e a se superar. Seu esforço para superar seus limites era fenomenal. Fazia todas as fisioterapias, inclusive repetindo os exercícios sozinha diversas vezes, e dizia a quem quisesse ouvir que ficaria boa! As pessoas a olhavam com incredulidade e comiseração, batendo, condescendentes, em suas costas: "Sim, sim...".

Os movimentos voltaram lentamente. Mesmo quando o inchaço cerebral diminui, o sistema neurológico demora até se recuperar, pois os neurônios são muito sensíveis à falta de oxigenação causada pela compressão. Para auxiliar esse processo, ela contou com o auxílio de terapias integrativas e bioquímicas, e teve uma recuperação extraordinária. Sobraram algumas poucas estrias na barriga e nas costas, que logo passaram da cor vermelha para a branca e se disfarçaram em sua pele. Não engordou muito e, quando o inchaço causado pelas doses maciças de corticoides passou, recuperou sua antiga silhueta. Ainda tinha um pouco de atrofia nos músculos do braço e da perna direita, mas foi recuperando os movimentos e a massa muscular com fisioterapia intensa.

Como fez para não engordar? Muita determinação! Quando sentia uma fome descomunal, comia vegetais duros: maçã, cenoura, e mascava sem parar polpa de coco, que era dura e a mantinha mastigando e saciada. Era impressionante a sua disposição para viver. Ela também me pediu para cuidar, mesmo que à distância, do irmão de uma amiga que tinha um câncer cerebral grave em outra cidade e que não conseguia se movimentar para vir até a mim, em função do quadro já avançado. Assim, essa paciente ia espalhando amor e boa vontade entre as pessoas.

O exame de PET-CT, que é feito com glicose marcada com flúor fluorescente e indica todos os locais com lesões malignas maiores que 1 centímetro (às vezes também as menores, de até 5 milímetros) que exibam grande consumo de glicose, continuava mostrando que o inibidor de BRAF estava funcionando no corpo da paciente. Porém, exames posteriores de ressonância cerebral foram alarmantes: revelavam que a metástase cerebral, após alguns poucos meses de resposta ao tratamento da radiocirurgia, estava voltando a crescer.

Depois de inúmeras discussões técnicas com o neurocirurgião, optamos por uma medida muito arriscada, mas viável: retirar a maior parte possível do tumor com auxílio de um neuronavegador extremamente criterioso. A paciente ficaria acordada durante o procedimento, falando o tempo todo para sabermos o momento em que se atingisse a área da fala, e com monitoração dos movimentos do braço e da perna, para não alcançar áreas nobres. Iríamos até onde fosse possível. A cirurgia foi feita sob cuidados especiais, com o neurofisiologista na sala, bem como com anestesia dosada para tirar a dor, sem que a paciente perdesse a consciência, e neurocirurgiões experientes. Conseguimos tirar um pedaço significativo do tumor, porém não foi possível extirpá-lo por completo.

Fizemos um novo estudo molecular daquele tumor e vimos que ainda era um BRAF mutado, mas certamente a quantidade de remédio que chegava ao cérebro não era suficiente para matá-lo. Não era possível aplicar uma medicação que diminuísse os vasos tumorais e o edema causado pela radioterapia, porque a metástase, desde o início, mostrava sinais de que tinha sangrado internamente. Se tivéssemos optado pela medicação antiangiogênica, com o intuito de diminuir o edema em torno da lesão, e por consequência, os sintomas presentes na época da internação, a medicação poderia favorecer sangramentos e até mesmo causar tromboses.

Assim, a lesão continuava a crescer, a despeito da radiocirurgia, da própria cirurgia e da continuidade da medicação inibidora de BRAF mutado. Sobravam poucas esperanças, exceto pelas possibilidades surgidas em uma nova área, à qual a paciente, outra vez, não teria acesso: os estudos clínicos utilizando novas técnicas de imunoterapia para tumores cerebrais, que começavam a surgir no horizonte.

Embora o sistema imunitário combata as células de câncer e tumores, com o tempo estes adquirem resistência e aprendem a desativar o ataque. Hoje, porém, muitos dos mecanismos usados por tumores para escapar do ataque imunitário já são conhecidos. Além disso, novos recursos de biotecnologia permitem a construção de alvos moleculares que são transplantados para células imunitárias do paciente e as ajudam a reconhecer os tumores novamente e atacá-los. O maior desafio para essa abordagem sempre foram os tumores localizados no cérebro. Mas, nos últimos três anos, novas técnicas de imunoterapia, com vacinas personalizadas, têm demonstrado eficácia promissora em metástases cerebrais.

No caso dessa paciente, a imunoterapia foi muitíssimo eficiente e fez diminuírem as áreas acometidas pelos tumores que tinham voltado a crescer. Ela chegou a engravidar e ter um filho muito saudável. Traz a sua vontade de viver estampada no rosto e traduzida em suas ações, e nos inspira a perseverar na busca de novos tratamentos.

Demorei-me um pouco em descrever e compartilhar esse caso porque ele me parece inspirador e bem ilustrativo dos vários ângulos relevantes ao longo de todo o processo terapêutico: a caminhada do autoconhecimento associada a um momento de tensão extrema, os desafios constantes impostos ao paciente e aos profissionais médicos que o acompanham e, sobretudo, a importância de se acreditar, e prosseguir sempre, na luta e na superação do mal. Pacientes, médicos e pesquisadores buscam assegurar que existe, para cada desafio, uma nova luz surgindo ao final do túnel.

5
NUTRIÇÃO COMO TERAPIA ADJUVANTE

Uma nutrição (alimentação) adequada e apropriada para cada fase da vida é indispensável a todos, seja para a manutenção da saúde e a redução de riscos de doenças, seja para a restauração da saúde quando ficamos doentes. Os nutrientes são determinantes para a recuperação, a reconstrução, a desintoxicação e o reparo de células, órgãos e tecidos. Nosso sistema imunitário e as demais funções vitais do corpo também dependem dos nutrientes extraídos dos alimentos. Por essa mesma razão, não deve ser subestimada a relevância de uma alimentação apropriada ao paciente oncológico. Vamos, portanto, falar um pouco sobre os diversos nutrientes básicos, fornecendo uma visão geral de sua importância, e revelando os alimentos nos quais eles são encontrados.

O que são macronutrientes e micronutrientes?

Os macronutrientes – carboidratos, proteínas e gorduras ou lipídios – estão amplamente distribuídos nos diferentes alimentos e devem ser ingeridos diariamente para assegurar uma alimentação saudável. Do mesmo modo, os micronutrientes, representados pelas vitaminas e minerais, são essenciais e estão presentes em alimentos específicos. Embora os micronutrientes sejam necessários em quantidades bem menores do que os macronutrientes, suas ações específicas também são essenciais para o funcionamento harmonioso de nossas células.

De modo geral, os nutrientes são extraídos dos alimentos que ingerimos, através do processo de digestão. Em seguida, são absorvidos pelas paredes do intestino delgado para dentro dos vasos sanguíneos. Pela circulação do sangue, os micronutrientes são distribuídos às células dos diversos órgãos e tecidos que compõem o nosso corpo, de forma a mantê-los saudáveis, gerando energia e oferecendo matéria-prima para a reconstrução, a renovação celular e a proteção das células contra a intoxicação produzida por cansaço, doenças, ferimentos e toxinas (substâncias tóxicas ou venenosas) de diversas origens (poluição ambiental, inflamação, infecção, certos medicamentos etc.). Os nutrientes estão classificados conforme descreveremos a seguir.

Aminoácidos – São moléculas que servem de matéria-prima para a construção das diversas proteínas complexas (a exemplo daquelas formadas por diversos aminoácidos) que compõem os músculos, a pele, os órgãos, os tendões, o cabelo, a unha, o sangue etc. Existem na natureza mais de trezentos diferentes aminoácidos, mas apenas entre 20 e 22 deles são normalmente encontrados nas proteínas dos organismos de mamíferos. Alguns dos 22 aminoácidos utilizados no organismo humano são produzidos pelo nosso corpo, a partir de outros elementos mais simples.

Mesmo a carência de um único aminoácido pode impedir que o corpo produza uma ou mais proteínas de que necessita, originando doenças. Nem todos os alimentos que ingerimos possuem as mesmas quantidades de aminoácidos ou todos os oito essenciais. Portanto, nossa alimentação deve ser variada e incluir diversos tipos de alimentos durante o dia.

As proteínas (que são a fonte regular de aminoácidos em nossa alimentação) estão presentes em maior concentração nas carnes (deve-se dar preferência aos peixes e carnes de frango), bem como em ovos, castanhas, nozes, amêndoas, germe de trigo, levedo de cerveja, leite e derivados. Também são encontradas nas frutas e em outros vegetais – sendo que o feijão de soja e demais leguminosas (outros feijões – feijão-preto, branco, vermelho, fradinho, azuki, jalo –, lentilha, fava, grão-de-bico, ervilhas etc.) são boas fontes de diversos aminoácidos.

Ácidos graxos – São os componentes das gorduras (lipídios) que, junto com as proteínas, os sais minerais e os açúcares, formam as estruturas de nossas células. Os ácidos graxos são usados pelo corpo para a construção de diversas substâncias que participam de muitas funções vitais: desde o fornecimento de energia até a produção de hormônios. As fontes mais saudáveis de lipídios (por exemplo, gorduras) são grãos de cereais (soja, gergelim, milho, aveia, trigo integral, centeio, linho, linhaça, cevada etc.), nozes, castanhas e azeitonas. Também estão presentes no amendoim, na castanha-do-pará, nas nozes, nas amêndoas, nas avelãs, dentre outros alimentos.

Açúcares (glicídios) e amidos – A vida é, fundamentalmente, doce. Os açúcares ou glicídios (frutose, lactose, dextrose, maltose) e amidos (farinha de trigo, amido de milho, arroz etc.) dos alimentos são transformados pelo nosso corpo em <u>glicose</u>, que é utilizada como combustível por nossas células e constitui sua principal fonte de energia. A glicose participa da estrutura de muitas proteínas (conhecidas como glicoproteínas) e também da estrutura de nosso DNA, que é a molécula que contém o código genético que nossos pais nos transmitiram e que regula todas as atividades de nosso corpo. O corpo guarda reservas de *açúcares* em músculos e no fígado na forma de glicogênio, para que possamos ter energia para nos movimentar, para que o coração possa bombear o sangue, para que os pulmões possam se expandir e contrair, levando oxigênio ao sangue. Glândulas, tecidos e órgãos, ou seja, todas as células do corpo, extraem energia dos açúcares ou dos glicídios que ingerimos. O excesso de açúcar, entretanto, leva ao aumento da produção de insulina, que é fator de crescimento de diversos tumores.

Amidos são carboidratos (ou açúcares complexos) presentes nas farinhas de trigo, de arroz e de milho (e outros grãos), nas batatas e nos aipins. São transformados em triglicerídeos (triglicérides) pelo corpo e, posteriormente, usados para produzir colesterol de densidade muito baixa.

Nas folhas de verduras, nas cascas das frutas e dos grãos de cereais integrais existe um tipo de açúcar, a celulose, que nós, humanos, não digerimos. Porém, essas fibras de celulose são importantes em nossa alimentação porque formam um "bolo" pastoso no intestino, que estimula os movimentos do tubo intestinal e nos ajuda a combater a prisão de ventre, o chamado "intestino preguiçoso". Além disso, essa massa fibrosa remove resíduos alimentares que aderiram anteriormente às dobras das alças do tubo intestinal, eliminando, assim, matéria intestinal putrefata e toxinas ali acumuladas – inclusive algumas toxinas que podem causar câncer de intestino. Nos cereais integrais (em que essa película de celulose não foi retirada), diversas vitaminas importantes permanecem nos grãos. Porém, nos cereais "beneficiados", grande parte delas se perde, permanecendo somente o amido.

Vitaminas – Todos os seres vivos que respiram oxigênio (chamados de "organismos aeróbicos") precisam do oxigênio para queimar reservas de açúcares e extrair deles a energia que os mantém vivos, do mesmo modo que o motor de um carro precisa do oxigênio para queimar o combustível (gasolina, álcool ou diesel) que gera a energia que o movimenta. Por outro lado, o oxigênio é um gás tóxico e, por essa razão, todos os organismos que respiram oxigênio utilizam um verdadeiro arsenal de vitaminas e enzimas (um tipo de proteína) para controlar e neutralizar os efeitos tóxicos do oxigênio sobre as células e os órgãos.

As diversas vitaminas são também necessárias para o bom funcionamento de todos os órgãos, ajudando na cicatrização e na renovação de tecidos (pele, mucosa, ossos etc.), garantindo o bom funcionamento do sistema imunitário, protegendo o colesterol e outras gorduras do corpo, que entram em contato com o oxigênio, contra a rancificação. As melhores fontes de vitaminas são verduras, legumes e frutas – geralmente consumidos crus – e os grãos integrais. Exceções à regra quanto à preferência por vegetais crus são a beterraba e a cenoura, duas importantes fontes de betacaroteno e outros carotenoides.

As vitaminas também estão presentes no leite integral e em laticínios e carnes cruas (*sushi*, *sashimi* e quibe cru). Contudo, grande parte delas se perde no processo de pasteurização ou em outro tipo de processamento industrial, bem como no cozimento caseiro, porque a maioria das vitaminas é sensível ao calor (algumas vitaminas degradam rapidamente, mesmo à temperatura ambiente, quando esta é superior a 25 °C, e quando expostas à luz [solar ou artificial] e ao oxigênio do ar. Por exemplo, a vitamina C das frutas e legumes, e as vitaminas A e E, presentes na gordura do leite, degradam quando expostas ao oxigênio).

O ácido fólico também é uma vitamina importante, capaz de prevenir e reverter a anemia, pois estimula a produção de novas células vermelhas e a recaptação da ferritina livre para as novas células. Já a ferritina é um complexo proteico-ferroso circulante que transporta oxigênio e ferro para as células. Alimentos ricos em ácido fólico são os vegetais de folhas verdes (repolho, couve, acelga, folhas da beterraba, folhas da couve-flor, alface, entre outros), além de cereais integrais.

É importante que o paciente de câncer receba alguma informação sobre essa vitamina (ácido fólico ou folato), pois alguns quimioterápicos destroem as células vermelhas do sangue (eritrócitos ou hemácias), as quais estão ligadas a moléculas de ferritina. Ao ocorrer tal destruição, o paciente apresenta todos os sinais de anemia, embora seu sangue contenha níveis altíssimos de ferritina livre no plasma, mas níveis baixos de células vermelhas. Em outras palavras, apesar dos altíssimos níveis de ferro no plasma, o paciente está anêmico. O ácido fólico, ao lado de outros medicamentos, estimula a produção de novas células vermelhas e a recaptação da ferritina livre, corrigindo dessa forma dois problemas: a toxidade causada pelo excesso de ferro livre circulante e a normalização do número de células vermelhas.

Enzimas – São pequenas proteínas (peptídeos), determinantes para que o nosso organismo possa realizar uma enorme quantidade de tarefas vitais. Algumas enzimas participam do processo de digestão dos alimentos e são conhecidas como "enzimas digestivas"; outras ajudam o corpo a construir proteínas maiores; há ainda as que protegem as células contra a intoxicação pelos derivados do oxigênio e outras toxinas, além de promover o metabolismo dos medicamentos. Existe também mais uma família de enzimas que protege nossos genes e diminui o risco de que as células degenerem. É desnecessário salientar, portanto, sua relevância, posto que muitas doenças são decorrentes da degeneração de células – entre elas, o próprio câncer.

Quando se verifica uma deficiência das enzimas digestivas, não conseguimos reduzir os alimentos a micronutrientes; nossa digestão fica lenta e difícil e, o que é pior, não extraímos dos alimentos os nutrientes de que nosso corpo necessita. Algumas dessas enzimas digestivas são produzidas pelo próprio corpo, principalmente no pâncreas, no fígado e no próprio intestino, enquanto outras são encontradas em alguns alimentos, em especial alimentos crus, sendo destruídas com o calor do cozimento. O mamão e o abacaxi são ricos em enzimas digestivas (papaína e bromelina), que ajudam na digestão de proteínas de origem animal (carne, queijo, leite etc.). A casca do pepino, por sua vez, contém enzimas que nos ajudam a digerir o próprio pepino. Os vegetais – frutas e verduras – são fontes ricas de diferentes variedades de nutrientes, assim como a levedura de cerveja.

Sais minerais – Vários minerais participam de diversas funções em nosso corpo: desde a formação e a manutenção de ossos até o bom funcionamento das células de nossos órgãos, como músculos, coração e cérebro. Alguns dos minerais que nosso corpo extrai dos alimentos são: cálcio, potássio, magnésio, ferro, selênio, lítio, sódio, zinco, cobre etc. Todos os alimentos citados anteriormente são fontes de diversos sais minerais, e – o que é mais importante –, nos alimentos, os minerais se encontram em proporções fisiológicas e ligados a proteínas, o que facilita a sua absorção.

Lactobacilos acidófilos e absorção dos micronutrientes – Os lactobacilos são bactérias "amigas" que, quando hospedadas em nosso intestino, nos ajudam a manter uma boa saúde, porque favorecem a absorção dos micronutrientes pelo nosso corpo, além de contribuir na síntese de algumas vitaminas, como a vitamina K. Quando nossa flora intestinal (também chamada de microbiota) se encontra carente de lactobacilos acidófilos, tendemos a hospedar outras bactérias que são menos amigáveis ou até mesmo prejudiciais.

Algumas delas podem causar infecções intestinais, diarreia, cólicas, gases ou prisão de ventre, e ainda consumir grande parte dos micronutrientes antes que eles possam ser absorvidos pelas paredes do intestino delgado e colocados na circulação sanguínea. Portanto, é indispensável cultivar uma flora de lactobacilos para impedir que outras bactérias roubem nossa preciosa nutrição.

Nossa flora intestinal amigável (e também a não amigável) pode ser destruída pela ação de antibióticos, radioterapia e medicamentos quimioterápicos usados contra o câncer. Assim, é importante renová-la constantemente com a ingestão diária de alimentos ricos em lactobacilos ou de suplementos. Eventualmente, o médico também pode recomendar o uso de lactobacilos acidófilos liofilizados (em cápsulas). Porém, não se devem excluir outras fontes de lactobacilos da alimentação, mesmo ao suplementá-la com as cápsulas.

Hoje se reconhece o valor inestimável de uma microbiota equilibrada para o bom funcionamento do sistema imunológico. A microbiota interfere inclusive na resposta a tratamentos de imunoterapia.

Importância da nutrição equilibrada na doença

Uma dieta ou nutrição equilibrada e apropriada às circunstâncias de uma enfermidade ajudam o organismo a reagir melhor ao tratamento, preservam a disposição do paciente e contribuem de forma fundamental para a promoção de uma boa qualidade de vida. A dieta deve levar em conta todos os fatores já descritos, para garantir a ingestão diária de uma combinação de diferentes alimentos durante as várias refeições ao longo do dia. Precisa considerar, também, o problema de absorção dos nutrientes, em função da flora intestinal. Além disso, a dieta deve ser preparada com base nas condições individuais do próprio paciente e em sua capacidade de ingerir alimentos sólidos durante o tratamento, visto que alguns remédios quimioterápicos provocam náusea, outros intoxicam o fígado ou causam diarreia, o que acaba por comprometer tanto a ingestão de alimentos quanto sua digestão e absorção.

É muito importante não sobrecarregar o fígado com alimentos ricos em gordura, pois durante o tratamento oncológico esse órgão será bastante solicitado na metabolização e na eliminação de toxinas derivadas de medicamentos, radiação, processos inflamatórios, analgésicos etc. O fígado é responsável por mais de quinhentas funções bioquímicas vitais, como a síntese e o metabolismo de colesterol, o ciclo de metabolismo da glicose, a produção de complementos para a resposta imunitária, a produção de bílis para a digestão, o metabolismo de medicamentos e a eliminação de substâncias tóxicas, entre outras. Também é importante ajudar os rins a eliminar as toxinas, o que normalmente ocorre por meio da urina. Portanto, beber líquidos saudáveis (água, sucos, chás e água de coco verde) várias vezes ao dia é essencial para o bom funcionamento do fígado e dos rins, especialmente durante o processo terapêutico oncológico.

O organismo do paciente precisa de uma alimentação saudável e livre de carcinógenos adicionais que por vezes estão presentes nos alimentos, seja devido à forma de seu preparo, seja em função do cultivo ou da fabricação.

Pacientes impossibilitados temporariamente de alimentar-se por via oral

Devido a cirurgias, disfagia (dificuldade de engolir), anorexia (falta de apetite) ou obstrução esofágica, alguns pacientes ficam temporariamente impossibilitados de se alimentar por via oral. Se as funções digestivas e de absorção nutricional estão preservadas, o mais adequado é a colocação de uma sonda nasogástrica (ou nasoenteral), através da qual uma dieta liquefeita cremosa é ministrada lentamente. Quando o paciente está internado, o hospital provê essa dieta por sonda. Se o paciente se encontra em sua casa, o médico indicará uma nutricionista para orientar um familiar no preparo da dieta ou, nos casos em que o plano de saúde do paciente cobre o tratamento com enfermagem domiciliar, a enfermeira ou o enfermeiro receberá, também, a orientação de nutricionista, juntamente com o familiar. Suplementos nutricionais contendo vitaminas, aminoácidos essenciais e sais minerais podem ser administrados pela sonda, quando o grau de desnutrição do paciente é grave, sempre por orientação do nutricionista ou do médico nutrólogo.

Pacientes sem função gastrointestinal normal ou com função gastrointestinal anatomicamente bloqueada

Quando o paciente não apresenta função gastrointestinal normal ou apresenta bloqueio anatômico, a nutrição será feita por via parenteral; ou seja, os nutrientes serão ministrados através de um cateter, diretamente na circulação sanguínea, por enfermagem especializada e conforme orientação médica. Esses alimentos ministrados por via endovenosa podem ser preparados de acordo com as necessidades individuais. Eles ajudam a manter o equilíbrio do organismo em situações de risco, tais como em quadros de insuficiência hepática ou renal, quando se precisa de monitoria constante.

Cuidados no manuseio e no preparo de alimentos

A forma de manuseio, armazenamento e preparo dos alimentos também é importante, pois as vitaminas são facilmente degradadas com o cozimento ou com a exposição prolongada à luz, ao ar e às variações climáticas de temperatura. Como já mencionado, a vitamina C de sucos, frutas e verduras se degrada com o calor, com o cozimento ou com a exposição à luz (o mesmo acontece com os suplementos de vitamina C e medicamentos que contêm essa vitamina nas farmácias e em nossas casas).

É essencial que se mantenha a boa higiene dos alimentos e se observem os cuidados na sua preparação. Não se pode perder de vista que, em momentos em que a imunidade do paciente estiver baixa por causa de quimio ou radioterapia, precisam ser redobrados os cuidados com alimentos perecíveis, evitando-se alimentos que possam ser mais contaminados, tais como carnes cruas e peixe cru.

O que evitar durante o tratamento oncológico

Nunca é demais enfatizar que o organismo do paciente com câncer já se encontra agredido pela própria doença e pelos diversos tratamentos a que foi, ou está sendo, submetido, tais como cirurgia, quimioterapia, radioterapia, medicamentos anti-inflamatórios, antibióticos, anestésicos, analgésicos etc. Portanto, mais uma vez afirmamos: poupar o fígado e outros órgãos vitais de agressão extra é imprescindível. Assim, da mesma forma que enfatizamos anteriormente sobre os alimentos que *devem* ser consumidos, salientaremos na sequência aqueles que têm de ser evitados, sempre no intuito de atenuar agressões desnecessárias ao organismo do paciente oncológico.

Dieta gordurosa – Ingestão de frituras, leite gordo, queijos curados ou envelhecidos, carnes gordurosas, churrasco, carnes defumadas, massas ricas em gordura e doces fritos ou ricos em gorduras (empadinhas e tortas feitas com a tradicional "massa podre": mistura de manteiga, banha ou margarina com farinha de trigo); biscoitos industriais devem ser evitados, devido à rápida rancificação das gorduras e à digestão difícil desses alimentos. Óleos e gorduras aquecidos para fritura ou refogados são transformados em toxinas que sobrecarregam o fígado ao rancificar o colesterol e os outros tipos de gorduras presentes nos próprios alimentos fritos ou refogados, dificultando a digestão. Além disso, ressalte-se que dietas ricas em gorduras se encontram associadas a diversos tipos de cânceres, tais como de mama, próstata, fígado e cólon – entre outros –, segundo diversos estudos científicos.

Margarinas e gorduras vegetais hidrogenadas – Note-se que gorduras (ou lipídios ou ácidos graxos) insaturadas são aquelas que à temperatura ambiente permanecem líquidas (como os óleos de cozinha); as saturadas (como as gorduras de origem animal e algumas de origem vegetal) permanecem em estado sólido (ou cremoso) à temperatura ambiente. Para se obter uma consistência cremosa na fabricação de margarinas e gorduras vegetais hidrogenadas, misturam-se ácidos graxos saturados e insaturados – margarinas e gorduras vegetais hidrogenadas passam por um processo químico chamado de hidrogenação de ácidos graxos poli-insaturados, para aumentar a estabilidade do produto, transformando os ácidos graxos poli-insaturados em gorduras *trans* (ou ácidos graxos *trans*).

Embora só recentemente se tenha prestado atenção nesse assunto, é sabido há mais de quarenta anos que gorduras *trans* aumentam os níveis de colesterol circulante e promovem a formação de ateromas (espessamento das paredes de artérias e veias, causando aterosclerose). Gorduras *trans* vêm sendo estudadas e consideradas desde os anos 1970 como elementos associados ao desenvolvimento de algumas formas de câncer. Portanto, é aconselhável consumir menos gorduras *trans*, visto que estas aderem às veias e artérias, independentemente da quantidade consumida.

Alimentos enlatados ou saborizados artificialmente – Esses alimentos devem ser evitados, devido à presença de certos produtos químicos conservantes e corantes, muitos deles tóxicos para as células do fígado ou do sistema nervoso. É muito comum que alimentos com coloração apetitosa contenham muitos corantes, tais como as tartrazinas (corantes amarelos) encontradas em gelatinas, balas, jujubas (mesmo aquelas de cor vermelha, roxa, rosa e verde) e outras substâncias que não são benéficas para o organismo. Os corantes e conservantes em excesso sobrecarregam os órgãos de excreção e são danosos para fígado, rins e bexiga. Uma boa alimentação pode muito bem prescindir de sua utilização.

Amendoim e seus derivados – Embora seja um excelente alimento quando consumido com moderação, grande parte dos estoques de amendoim do Brasil e de outros países em desenvolvimento não passa nos testes para detecção de aflatoxina ou micotoxina B, as quais estão diretamente associadas ao câncer de fígado. Esses testes são obrigatórios para a aprovação de exportação desses produtos para países desenvolvidos, em que o controle desses potenciais carcinógenos é rigoroso. O mesmo vale para os grãos de milho maduro e suas farinhas (fubá e farinha de milho em flocos), armazenados de maneira inadequada e expostos à umidade nos silos e armazéns, o que promove a contaminação

{83}

por fungos. Melhor optar pelo milho-verde cozido naturalmente e utilizá-lo em pratos doces ou salgados.

Linguiças, salsichas, frios e carnes defumadas – Esses produtos contêm corantes e conservantes químicos comprovadamente cancerígenos (nitrosaminas, hidrocarbonetos aromáticos policíclicos, carbohidroxilas).

Churrasco – Os resíduos de dióxido de carbono da fumaça penetram nas carnes e formam dois poderosos carcinógenos denominados dimetilnitrosamina e carbo-hidroxila. Além disso, as gorduras das carnes expostas ao calor e ao oxigênio formam uma família de substâncias tóxicas que agridem até mesmo o DNA das células e causam mutações. A associação do consumo exagerado de churrasco com câncer de estômago e pâncreas é conhecida – além disso, o excesso de consumo de carne vermelha e gordura animal está associado a câncer de intestino, próstata nos homens, e corpo de útero e mama nas mulheres.

Bebidas alcoólicas, sucos artificiais – O álcool é uma substância tóxica que interfere nos níveis de açúcar no sangue e no cérebro, baixa o nível de magnésio, vitaminas do complexo B e intoxica o fígado. Seu uso contínuo está associado ao câncer de boca, garganta, esôfago, estômago, pâncreas e fígado, fazendo muito mal ao organismo. Alguns sucos e as bebidas artificiais, por sua vez, contêm uma combinação de corantes químicos em sua composição – entre eles, geralmente a tartrazina, que impede a absorção de várias vitaminas B que são importantes para o cérebro e para muitas outras funções vitais na digestão (absorção de nutrientes) e no fígado. Além disso, muitos sucos são adoçados com excesso de açúcar ou de adoçantes artificiais, que sobrecarregam o organismo.

Refrigerantes do tipo cola – São bebidas que praticamente não contêm nutrientes; contêm muitos corantes e substâncias químicas. Além disso, o gás dos refrigerantes causa flatulência e sensação de "estufamento" abdominal. Um copo de 250 ml de refrigerante não dietético contém até duzentas vezes a quantidade de açúcar presente naturalmente no corpo. O impacto de todo esse açúcar no sangue faz com que o pâncreas libere níveis altíssimos de insulina, o que é seguido por uma queda rápida dos níveis de glicose no sangue e a compulsão de consumir mais açúcar. Enfim, esse excesso de açúcar dos refrigerantes desequilibra o metabolismo do pâncreas, que é uma glândula muito importante para o processo de digestão de alimentos (fabrica a enzima digestiva pancreatina, entre outras) e para a absorção da glicose pela musculatura (síntese do glicogênio).

Paradoxalmente, muitas pessoas, buscando a preservação de sua saúde, consomem refrigerantes dietéticos diariamente no lugar de água e sucos ou, ainda, adoçam chás, cafezinhos e sucos caseiros com adoçantes a base de sacarina e ciclamato, o que pode levá-las a acumular essas duas substâncias indesejáveis no organismo.

Importante: deve-se ler no rótulo a composição de sucos e refrigerantes "zero", barras de cereais "zero", sorvetes "zero" etc. Muitos desses produtos contêm ciclamato e aspartame em grande quantidade. O recomendável mesmo é passar longe de bebidas artificiais (refrigerantes, pó para suco etc.).

Água com gás – Deve ser evitada porque provoca e/ou aumenta o desconforto causado pelo acúmulo de gases no estômago e nos intestinos.

Café e chá-preto – Devem ser consumidos com moderação, principalmente durante a quimioterapia e a radioterapia, por dois motivos: são irritantes gástricos e ricos em cafeína, que é uma substância psicoestimulante. Eles podem acentuar o risco de gastrite e piorar o refluxo de pessoas que tenham esta tendência.

Já que falamos de cafés e chás, este talvez seja o momento de lembrar que nem tudo o que é "natural" é saudável. É preciso ter atenção com os chás medicinais populares. Muitas ervas contêm fortes toxinas que elas próprias produzem, e todas são ricas em alcaloides, que podem ser tóxicos ao fígado.

São tantos os cuidados com a alimentação saudável, que todos os cuidados devem ser individualizados e, sempre que possível, ter a orientação de nutricionistas ou nutrólogos competentes. Devido à importância do tópico, solicitamos a um grupo de nutrologia e genômica a produção de um capítulo à parte sobre o tema, publicado como "Apêndice" ao final deste livro.

6
Cuidados complementares durante o tratamento

Cuidados associados à quimioterapia

Os efeitos colaterais da quimioterapia variam de acordo com o regime adotado e com os tipos de medicamentos utilizados. O médico oncologista e a enfermagem oncológica devem explicar ao paciente e ao acompanhante familiar quais efeitos colaterais podem decorrer do tratamento escolhido. Muitas vezes, de acordo com a toxicidade, os esquemas de quimioterapia podem ser melhor estruturados, suas doses podem ser fracionadas e, quando se sabe do potencial de náuseas e vômitos, o auxílio de medicamentos mais modernos pode evitar esse desconforto, que pode ocorrer até de forma tardia, dependendo de alguns receptores no estômago e no cérebro.

Indisposição gástrica devido à quimioterapia

Algumas recomendações gerais de autocuidado também podem melhorar ou evitar parte dos efeitos colaterais de determinadas medicações.

- Fazer refeições em pequenas quantidades, várias vezes ao dia (a cada duas horas, por exemplo).
- Evitar líquidos durante as refeições, tomá-los apenas dez minutos antes ou ao final delas – mas beber bastante líquido entre as refeições, para ajudar fígado e rins a eliminar toxinas. Não beber refrigerantes nem água gaseificada, para evitar cólicas decorrentes de gases.
- Evitar excesso de doces e, pelas razões já expostas, não comer frituras, comidas excessivamente temperadas, gordurosas e condimentadas.
- Mastigar bem os alimentos e comer vagarosamente.
- Estar atento ao tipo de alimento que se digere com maior facilidade e procurar ingeri-lo nos dias de tratamento.
- Procurar não comer alimentos de difícil digestão antes do início do procedimento quimioterápico; mas também evitar ficar em jejum (optar por refeições leves).
- Evitar locais com odores que incomodam, como cigarros, frituras, perfumes, produtos de limpeza etc.
- Não usar cintas, cintos ou roupas que comprimam a cintura, pois dificultam o trânsito entre o esôfago e o estômago, comprometem os movimentos peristálticos da digestão e podem promover refluxo gástrico. Evitar também deitar-se logo após as refeições (aguardar no mínimo duas horas). Se possível, fazer uma pequena caminhada, sem pressa, logo após as refeições.
- Em caso de enjoo (náuseas) durante a quimioterapia ou logo após o término da aplicação, respirar lenta e profundamente pela boca e avisar a equipe de enfermagem.

O SER HUMANO DIANTE DO CÂNCER E A VONTADE DE CURAR

- Algumas pessoas sentem-se enjoadas só em pensar no tratamento. É recomendável tentar distrair-se com revistas, música ou assistindo à televisão. Quando isso ocorre, pode-se ter aquilo que se chama de "náusea antecipatória". Algumas técnicas comportamentais e cognitivas podem melhorar este tipo de sintoma.

Diarreia ou cólicas intestinais durante as semanas de tratamento

- Fazer uma dieta com alimentos de fácil digestão. Frutas (pera, maçã, banana-maçã), sucos naturais, sopas de legumes, aveia, grãos integrais, tapioca, podem ser úteis.
- No caso de cólicas sem diarreia, evitar, nos dias de sessões de quimioterapia, alimentos que causem flatulência (gases): feijão, lentilha, ervilha, repolho, couve-flor, mandioca, batata-doce, brócolis, café e alimentos condimentados. Preferir as frutas consumidas diretamente às saladas de frutas. Nestas, as frutas permanecem muito tempo cortadas e preservam menos vitaminas. Também costuma-se misturar muitas frutas diferentes, entre frutas doces e cítricas, o que às vezes dificulta a digestão.
- Em caso de persistência de desconforto intenso por gases, o médico deve ser informado.
- No caso de diarreia, acrescentar às refeições alimentos ricos em potássio (um mineral importante para o funcionamento do organismo, que se perde nessa situação),

{89}

consumir tomate sem casca, banana-maçã e, não havendo quadro de gastrite ou estomatite (aftas, irritação da mucosa bucal), laranja-lima, laranja-do-céu ou lima-da-pérsia.

- Consumir muito líquido, como suco de melão, de melancia, água de coco verde, limonada suíça. Esta última contém um ácido fraco que tampona ácidos fortes (como os ácidos estomacais); além disso, é uma ótima fonte de pectina, que ajuda a controlar a diarreia. Beber suco de maçã (preparado na hora e com umas gotinhas de limão para evitar a oxidação da polpa da maçã, que fica amarelada e depois escurece, quando oxida). Além disso, consumir água, chás de ervas (camomila, hortelã, erva-cidreira) ou chá-verde, água de coco verde e sucos (para evitar mais gases, não adoçar os chás com açúcar ou mel).

- Acerola também é uma fonte rica de vitaminas C, A e pectina. Maçã com casca é rica em vitamina A e pectina. A água de coco verde é um ótimo reidratante, compensando a perda de água e minerais causada pela diarreia.

- Evitar leite e seus derivados pelo tempo em que persistir a diarreia.

- Caso a diarreia seja aguda ou se estenda por mais de 24 horas, o paciente deve procurar orientação médica imediatamente. Ela pode ter origem infecciosa ou ser causada por toxinas – alguns medicamentos quimioterápicos e de alvo molecular podem causar diarreias. Lembre-se de não tomar remédios sem autorização do médico responsável.

Em caso de obstipação (prisão de ventre)

- Tomar bastante líquido e incluir em sua dieta alimentos ricos em fibras: vegetais, cereais integrais e frutas.
- Manter, se possível, um nível normal de atividade física ou exercícios. Uma caminhada tranquila de vinte minutos, após as refeições, costuma estimular a movimentação dos intestinos (movimentos peristálticos).
- Caso a obstipação se torne crônica, procurar o médico responsável. O paciente não deve tomar remédios sem a devida prescrição.

Caso o paciente sinta dificuldade em deglutir (engolir líquidos ou alimentos)

- Procurar alimentar-se com alimentos pastosos ou liquefeitos (sopas cremosas, suco de legumes, purês de legumes ou frutas) e informar o médico. Muitas vezes, o paciente pode se beneficiar da orientação específica de uma fonoaudióloga, principalmente aqueles que tenham algum tipo de paralisia de corda vocal ou alguma deficiência da musculatura regional da deglutição.

Na ocorrência de estomatite (aftas, irritação da mucosa) na boca

- Evitar alimentos ácidos: laranja, abacaxi, tomates, molhos de tomate e café.

- Evitar sal em excesso e alimentos muito temperados.
- Manter a boca e as gengivas limpas, com o uso de escovas macias (existem escovas especiais para essa finalidade, perguntar ao médico ou à enfermagem), não usar agentes abrasivos (creme dental ou colutório), fazer bochechos com água bicarbonatada: uma colher rasa (de café) de bicarbonato de sódio diluído em um copo d'água em temperatura ambiente, três vezes ao dia e após as refeições. Caso o paciente não consiga escovar os dentes, deve optar por um bochecho com colutório sem álcool e diluído, para higienização bucal.
- Perguntar ao médico sobre a possibilidade de usar pastilhas de antiácido para aliviar o ardor da estomatite e combater as aftas.
- Em caso de dor nas ulcerações e mucosites, procurar orientação médica e/ou odontológica, presente nos bons serviços bons de quimioterapia e de radioterapia. Com orientação específica e utilização de *laser*, muitas vezes é possível melhorar rapidamente esse tipo de sintoma. Por vezes ocorrem infecções concomitantes de vírus (herpes ou citomegalovírus, por exemplo), que devem ser tratadas de acordo, principalmente quando existem úlceras mais profundas associadas à quimio e/ou à radioterapia. Fungos podem causar monilíase e também incomodar bastante, muitas vezes além da mucosa oral, com esofagite associada, e precisam de tratamento específico.

- Se os lábios estiverem ressecados, procurar orientação do médico ou da enfermagem para as medidas mais acertadas. Podem ser utilizados triglicerídeos de cadeia média, presentes na maioria das farmácias, e outros protetores labiais.

No caso de algum sangramento intestinal, urinário, nasal ou nas gengivas

- Os sangramentos podem significar situações de emergência e precisam ser avaliados caso a caso em sua intensidade e magnitude. Alguns sangramentos intestinais de menor monta podem estar associados a problemas orificiais, como hemorroidas ou fissuras anais. Entretanto, os sangramentos intestinais podem vir de qualquer parte do tubo digestivo, desde esôfago, estômago e intestino, sendo necessária a intervenção e assistência imediata do médico – para isso, o pronto-socorro deve ser procurado imediatamente. Não se deve ficar aguardando que os sintomas passem. Eventualmente pode não ser nada grave, mas isso só poderá ser definido pela equipe médica.

- Alguns medicamentos (remédios) podem alterar a cor da urina. Se isso ocorrer, deve-se aumentar a ingestão de líquidos e conversar com a enfermeira do ambulatório. Os sangramentos de urina são mais raros e podem ocorrer com alguns medicamentos que irritam a bexiga, ou com cálculos renais, e mesmo com tumores de bexiga, por exemplo. Alguns casos de infecção urinária também podem causar sangramento.

- O sangramento nasal pode denunciar uma diminuição de plaquetas no sangue que não tenha sido detectada, uma irritação local ou uma queda de fatores de coagulação – por vezes decorrente do uso de anticoagulantes para prevenção de trombose, em pacientes que estejam tratando tromboses de pernas ou embolia de pulmão. Precisa ser avaliado no contexto dos tratamentos em curso e considerando as características individuais do paciente.

Alopécia (queda de cabelos)

Alguns medicamentos afetam o crescimento dos cabelos, dos pelos do corpo e das unhas, geralmente de maneira temporária. Dependendo do tipo de medicação utilizada, com potencial moderado de queda de cabelos, alguns serviços utilizam a touca gelada (crioterapia) para diminuir a circulação no couro cabeludo durante a quimioterapia, o que pode diminuir a queda de cabelos. No entanto, o método não tem 100% de eficiência e alguns pacientes não se adaptam ao uso das toucas geladas. Em esquemas com grande potencial de queda de cabelos, como no uso de antracíclicos, geralmente o método é insuficiente. No caso de alopécia, existem locais (associações de apoio a pacientes) em que se poderão encontrar perucas, lenços, turbantes ou chapéus. Vale lembrar que na grande maioria das vezes a perda dos cabelos é temporária, sendo necessário algum tempo para o paciente se ajustar à nova situação. Também é importante ser criativo e valorizar outros aspectos do rosto, com a utilização de maquiagem nas mulheres, para disfarçar eventual perda de sobrancelha e cílios. Hoje, a dermatologia hoje também auxilia muito no fortalecimento dos cabelos durante a quimioterapia, e, após o tratamento, contribuem para que seu crescimento ocorra de forma mais sustentável.

Cuidados durante a radioterapia

A ocorrência de efeitos colaterais – bem como o tipo de efeito colateral ou efeito adverso – depende da dose de radiação ou, ainda, do próprio organismo de cada paciente. Isso significa que alguns efeitos colaterais desagradáveis podem ocorrer para uma pessoa enquanto outra nada sente, e uma terceira experimenta apenas sintomas colaterais leves. A equipe de enfermagem oncológica estará acompanhando o tratamento para detectar qualquer anormalidade e esclarecer dúvidas.

Os efeitos colaterais gerais da radioterapia são reações da pele (descamação seca ou úmida), sensação de cansaço e alterações do apetite. Os efeitos colaterais específicos estão associados à região do corpo em que a radiação é aplicada. Eles podem ser agudos, subagudos ou tardios.

Efeitos agudos

São as reações que podem ocorrem durante o tratamento e até seis meses após seu término, tais como: náuseas, vômitos, febre, hemorragia, diarreia, dor local, queimaduras, fadiga (cansaço), alopécia, inflamações locais.

Efeitos subagudos

São as reações que persistem ou ocorrem até mesmo após alguns meses do término do tratamento, como: anemia, maior tendência a pegar resfriados e outras infecções, vermelhidão ou descamação seca ou úmida da pele; secura na boca e mucosites (aftas, pele da língua e gengivas vermelhas e irritadas); alterações de paladar (gosto "metálico" na boca, sensação de que os alimentos têm um gosto diferente); anorexia (falta de apetite); mal-estar geral (vaga sensação de peso nas pernas, sensação de ossos ou juntas doloridas); alopécia; astenia (sensação de desânimo, fraqueza ou cansaço); deficiência ou carência de vitaminas e outros nutrientes; desidratação (diarreia).

Efeitos tardios

A depender da região irradiada, pode ocorrer pneumonite (inflamações pulmonares), retite (inflamação do reto), cistite (inflamação da bexiga), secura e irritação vaginal e cataratas. Para que se possa prever os possíveis efeitos colaterais, é necessário pensar nas áreas que serão irradiadas, embora algumas reações sejam comuns a todos os pacientes, independentemente do local a ser irradiado, tais como fadiga, reações cutâneas e inapetência.

Cuidados com a pele irradiada

O paciente deve contribuir para diminuir os riscos de complicações, tomando os seguintes cuidados com o local de sua pele em que a radiação está sendo aplicada:

+ Durante o tratamento radioterápico e ao longo de um ano após seu término, evitar a exposição solar e usar FPS máximo. No entanto, a melhor proteção contra os raios solares é não tomar sol no local da irradiação, protegendo-o com roupa ou – no caso de pele da cabeça, do pescoço ou do rosto – usar, além do protetor solar, também chapéu, sombrinha/guarda-chuva ou lenço. Preferencialmente, jamais expor a região irradiada ao sol devido ao risco de danos tardios severos, inclusive tumores malignos da pele. Mesmo alguns anos após o tratamento, quando se toma sol, a área da radioterapia prévia pode ficar mais evidente, com aumento da cor no local (chamado de *radiation recall* – volta dos efeitos locais da radioterapia).
+ Manter o corpo hidratado, bebendo água, chá-verde, água de coco e sucos em grande quantidade durante o dia.
+ Não usar na pele a ser irradiada loções, cremes, talcos, produtos caseiros, álcool ou produtos que o contenham

porque podem interferir na absorção da dose de radiação recebida, algumas vezes aumentando a dosagem recebida pela pele. Caso o médico recomende algum produto, usar de acordo com a orientação.

- Conservar o local de tratamento seco e livre de irritações (não coçar, não passar a unha, não arrancar a pele que está descamando) e não passar pente ou escova.
- Lavar a pele do campo de tratamento com água morna e sabonete neutro (de bebês ou outro recomendado pelo médico) e sem perfume.
- Ao secar a pele e pregas da pele, tomar cuidado para não esfregar a toalha. Porém, secar bem a pele e as dobras de pele, comprimindo a toalha suavemente nessas superfícies.
- Evitar usar roupas justas ou tecidos ásperos, para não comprimir ou irritar o local irradiado com o atrito da roupa. Roupas de lã podem ser irritantes e é recomendável usar uma camisa, blusa ou camiseta de algodão puro, juntamente com uma calça de mesmo tecido, sob o agasalho de lã.
- Não usar esparadrapo ou adesivos sobre a pele irradiada.
- Evitar expor a pele irradiada a extremos de temperatura, por exemplo, calor de fogão ou forno ou ar frio de geladeira/freezer, ou ainda banhos muito quentes.
- Nas áreas com pelos, tais como pernas (mulheres) e barba (homens), evitar depilar. Em caso de necessidade, usar somente barbeador elétrico, até que todas as reações tenham desaparecido. Não usar lâmina, navalha ou cera depilatória.

- Alimentar-se regularmente, seguindo as orientações descritas e do nutricionista do serviço oncológico onde o paciente estiver se tratando, para evitar as complicações e/ou o agravamento de efeitos colaterais, devido à falta de vitaminas e outros nutrientes importantes. Alimentação é fundamental. Mesmo se não sentir fome, é recomendável que coma pequenas quantidades várias vezes ao dia (a cada uma, duas ou três horas, no máximo).

- Examinar a pele cuidadosamente em busca de lesões e/ou sinais de infecção, na troca de roupa ou na hora do banho, todos os dias. Se notar inchaço, mal cheiro, pus ou sensação de dor no local do tratamento, procurar o médico ou a enfermagem do serviço de radioterapia.

- Se houver febre, com ou sem sinal de gripe ou resfriado, avisar o médico o mais rápido possível ou procurar o plantão do serviço de radioterapia em que o paciente esteja se tratando. Caso isso não seja possível, procurar o pronto-socorro do hospital e, após ser atendido pelo médico do plantão, pedir a este que entre em contato com o médico responsável.

O sistema imunitário (que nos defende das infecções) é muito afetado pela radiação terapêutica. Portanto, o paciente deve consultar o médico se começar a ter resfriados frequentes durante o tratamento ou nos meses seguintes. Talvez seja necessário um medicamento específico para normalizar com maior rapidez os níveis das células imunitárias do seu corpo. Familiares e amigos gripados ou resfriados, ou ainda cuidando de alguém com gripe, tosse ou dor de garganta, devem evitar visitar o paciente enquanto este estiver imunodeprimido devido à radioterapia ou a algum quimioterápico imunossupressor. O médico pode informar se o medicamento quimioterápico administrado afeta negativamente o sistema imunitário.

Todos esses cuidados são importantes, porém muitos pacientes toleram muito bem os tratamentos mais modernos disponíveis. Hoje, os campos de radioterapia são mais bem desenhados e os tratamentos quimioterápicos e imunológicos, bem como os de alvo moleculares, já vêm com o conhecimento de seus principais efeitos colaterais embutido no desenvolvimento das medicações. Em um futuro próximo, a farmacogenômica das enzimas hepáticas poderá mostrar melhor as vias de eliminação de cada medicamento (que ocorre de forma diferente em cada indivíduo), trabalhando para evitar efeitos colaterais pelo acúmulo inadequado das toxicidades das drogas. Isso faz parte do novo paradigma de medicina personalizada e de precisão, que permite que os melhores tratamentos sejam utilizados para cada paciente, de acordo com suas características individuais.

7
Navegando no olho do furacão

O medo escapista é o pior inimigo de um paciente com doença grave e a forma mais eficaz de uma pessoa acabar sendo diagnosticada apenas quando a doença já está avançada. Em muitas regiões do Brasil, evita-se o máximo possível até pronunciar a palavra "câncer", como se o simples fato de mencioná-la representasse uma ameaça de desenvolvimento da doença. Muitas pessoas, mesmo entre aquelas com boa educação formal, acabam sendo diagnosticadas tardiamente porque acreditam que, se fizerem exames preventivos (como mamografia, exame da próstata, raio-X de pulmão ou citologia de catarro etc.), "os médicos vão descobrir alguma coisa".

De outro lado, alguns pacientes com câncer, após obterem uma excelente resposta ao tratamento inicial, com desaparecimento dos sintomas e até mesmo dos tumores, retornam aos velhos hábitos alimentares inadequados, passam a consumir bebidas alcoólicas e mergulham em uma rotina euforicamente insalubre. Alguns reavivam a mesma atitude escapista que os prejudicou anteriormente e passam a evitar as consultas de retorno e acompanhamento, com temor de descobrir novos tumores ou metástases. Dessa forma, novamente privam a si mesmos de uma detecção precoce da progressão ou do retorno da doença, o que poderia lhes trazer os benefícios de estratégias terapêuticas complementares para evitar, por exemplo, que células malignas circulantes (que sobreviveram ao tratamento inicial) se instalem em novas localidades e formem novos tumores.

Nunca é demais enfatizar que é importante seguir o protocolo estabelecido para tratamento e acompanhamento do paciente ao longo dos meses e anos seguintes à terapia inicial. Esses procedimentos podem salvar a vida dele mais de uma vez! Além disso, em qualquer circunstância, adquirir e manter hábitos alimentares e um estilo de vida mais saudável pode levar uma pessoa a prolongar a qualidade de vida e sua longevidade.

No entanto, embora reitere-se com firmeza a necessidade de que o paciente oncológico mantenha atenção, controle e temperança constantes, é preciso também ocupar-se de atividades que preencham a vida de forma a não circunscrevê-la ao combate ao câncer. Atividades que tragam significado, alegria e gratificação à existência são essenciais para que a pessoa não se sinta definida pela doença, circunscrita ao câncer e seu tratamento. De fato, o próprio tratamento se justifica exatamente pelo que pode conservar de uma vida "normal". Em outras palavras, não se pode deixar de viver! É preciso apenas aprender a fazê-lo com mais equilíbrio, mesclando os bons momentos de fruição despreocupada com os cuidados e a sabedoria necessários à preservação física.

Encontrar o adequado gerenciamento do tempo durante o tratamento oncológico é fundamental, no sentido de redescobrir ou

O SER HUMANO DIANTE DO CÂNCER E A VONTADE DE CURAR

cultivar as boas coisas da vida, dando-se conta das belezas de se viver. Nesse trajeto enriquecedor, muitas alternativas estão abertas. Pode-se iniciar pelo estabelecimento de uma atividade física diária, na medida em que se tenha ou se readquira vitalidade: caminhadas matinais tranquilas, prática de um esporte, aulas de ioga ou pilates. E o mesmo pode ser dito a respeito de alguma atividade criativa ou talento anteriormente negligenciado: pintar, bordar, fazer música, dançar, praticar algum esporte, apreciar a natureza, encantar-se, divertir-se. O sistema imunitário agradece.

Novamente, minha experiência clínica permite visualizar com clareza os benefícios e a importância do que chamo de gerenciamento do tempo ao longo do tratamento, bem como suas consequências para a saúde e a revalorização da vida como um todo. Examinemos alguns casos exemplares.

Houve o caso da mãe de uma amiga, aos 82 anos, que foi tratar um quadro muito grave de doença pulmonar obstrutiva crônica, e o médico lhe recomendou, além das medicações, aulas de natação. Ela nunca havia nadado, mas decidiu se engajar no tratamento em todos os aspectos. Aprendeu a nadar, mesmo octogenária, e tomou um gosto tão grande pela atividade que passou a praticá-la todas as manhãs. Seu quadro clínico melhorou de maneira significativa e ela ganhou uma nova alegria, mais independência e novas amigas na natação, com as quais passou a viajar e se divertir. Quando o paciente abraça com determinação o tratamento, os resultados costumam ser muito eficientes.

Outra história exemplar: uma paciente com câncer avançado, já em tratamento havia cinco anos, estava no centro de terapia intensiva de um hospital, aonde fui chamada por sua irmã, para fornecer uma segunda opinião sobre o caso. Esse foi um caso emblemático da importância de se ter um propósito para sobreviver ao câncer. A paciente me disse: "Não estou pronta para morrer ainda, tenho muitas pendências e quero que a senhora assuma meu tratamento. Os médicos que me acompanham há cinco anos disseram que não há mais nada a fazer". Respondi: "Então, vamos à luta. O seu desejo de lutar me traz a necessidade de ajudar a vencer esta etapa, e, se for permitido pelas circunstâncias que você possa voltar a viver com qualidade de vida, a buscar a sua melhora".

Duas semanas depois, já com alta hospitalar, a paciente veio para uma consulta ambulatorial. Ao ver os resultados dos novos exames e fazer uma avaliação física da paciente, perguntei-lhe sobre as pendências que desejava resolver. Ela me falou das mágoas que tinha de seu ex-marido e de alguns familiares, de suas frustrações existenciais, de seus sentimentos de fracasso e culpa e de seus sonhos abandonados. Construímos juntas um roteiro de "coisas a fazer e sonhos a resgatar" a partir daquele dia e nos próximos cinco anos. Constava na lista voltar a jogar tênis, seu esporte favorito. A paciente engajou-se por completo no processo terapêutico e no cumprimento dos itens da lista. Após quatro meses, estava suficientemente forte e bem-disposta para retornar ao tênis, o qual continuou praticando nos cinco anos seguintes, enquanto também resolvia as demais pendências de sua vida.

Cabe o registro, ainda, de outro caso paradigmático dentre tantos que acompanhei. A imagem ainda perdura na memória:

O SER HUMANO DIANTE DO CÂNCER E A VONTADE DE CURAR

uma paciente minha, radiante, vestida de noiva em um lindo vestido branco rendado, com um decote elegante e carregando um buquê de flores, seguindo ao encontro do seu futuro marido que a esperava no altar. Eu a espreitava do fundo da igreja, pois cheguei exatamente na hora em que ela se preparava para entrar. Estava sendo submetida a tratamentos de quimioterapia por causa de um câncer de ovário bastante avançado, e, concomitantemente, por ironia do destino, encontrara o homem da sua vida. Quando se encontraram, imediatamente reconheceram um no outro as pessoas maravilhosas e especiais que sempre buscaram. Mesmo sabendo que o tratamento estava em curso, resolveram se casar, inclusive para que ela tivesse acesso aos tratamentos por meio do convênio médico a que ele tinha direito e que poderia estender a ela. Pude assistir a todo o desenvolvimento dessa relação e ele passou a acompanhar o tratamento dela no nosso Centro de Avanços em Medicina. Além de tudo, durante os tratamentos de quimioterapia, ele fazia Johrei, uma técnica japonesa de origem messiânica.

Quando foi marcada a data do casamento, dois dias antes, ela me ligou para conversarmos sobre a lua de mel, pois estávamos discutindo aonde ela poderia ir; um local que tivesse alguma estrutura médica, em que ela não precisasse andar tanto, pois se cansava com poucos esforços. Nesse telefonema, acho que até para ser gentil, antes de desligar, ela perguntou: "Doutora, a senhora gostaria de vir ao meu casamento?". Agradeci e expliquei que naquele sábado não poderia, pois tinha um compromisso com outro paciente querido que havia marcado um encontro de música em sua cidade com médicos amigos da época da faculdade, já com meses de antecedência. No entanto, verifiquei que, surpreendentemente, o casamento também seria na mesma cidade do meu outro paciente e a festa do casamento iria ser inclusive no mesmo condomínio do encontro musical. Assim, confirmei minha presença nos dois eventos e pude me dividir entre as duas festas, duas celebrações de vida, das quais não faltou inclusive foto minha com os noivos.

Posteriormente, ela passou por mais dois esquemas de quimioterapia e descobrimos que portava o gene mutado BRCA, que predispõe ao câncer de ovário, mama, pâncreas e, em homens, também ao câncer de próstata. Para o tipo de câncer dessa natureza, causado por uma herança genética, existe hoje uma medicação oral que inibe a enzima PARP, efeito que melhora bastante o quadro da doença. Essa descoberta genética trouxe a possibilidade de um sólido tratamento de alvo molecular. Em decorrência desse procedimento, os diversos tumores abdominais e em nódulos linfáticos sumiram quase por completo. Ela voltou a trabalhar, criando um espaço para dar aulas de ioga ayurvédica e meditação, e com frequência anda de bicicleta com o marido, tendo feito um circuito que contornava uma ilha inteira no litoral de São Paulo. Eles me trouxeram as fotos dos dois andando de bicicleta por paisagens lindas, com a coragem e a alegria infantil de quem descobre uma travessura e se alegra com as belezas simples da vida. Para mim, foi um grande estímulo para a busca incessante do conhecimento e de como trazer esse conhecimento para perto da realidade do paciente. Ela também trabalhou intensamente fatores ligados ao estresse e ao medo da doença. Quando soube que estaria no livro que vinha escrevendo, ficou muito feliz e me trouxe mais fotos, cada uma das quais, tenho a certeza, portadoras de lembranças vívidas das alegrias e da força que essa ousadia trouxe para os enfrentamentos das vicissitudes do tratamento.

O que aprendi ao longo dessas e de muitas outras vivências clínicas é que nunca devemos deixar de traçar planos para o futuro e que o amor, em suas diversas manifestações, é capaz de vencer muitas barreiras. Com esses instrumentos, encontramos os meios, por vezes contra todas as probabilidades aparentes, de nos manter vivos até que surjam as medicações adequadas no mundo.

Uma das barreiras a que me refiro e que amiúde exige enorme força de vontade e disposição decorre das dificuldades em se ter o devido acesso aos tratamentos, realidade com a qual diariamente se defrontam esses nobres guerreiros-pacientes e suas famílias. Efetivamente, o acesso aos tratamentos oncológicos mais eficazes e menos tóxicos, os medicamentos moleculares de ponta e as imunoterapias, é um grande desafio nos países em desenvolvimento. Na maior parte da América Latina, esse acesso só é possível com recursos particulares, o que elitiza de forma cruel e injusta o acompanhamento clínico. Famílias desesperadas muitas vezes vendem tudo o que têm, até a própria casa, para poder proporcionar essa oportunidade a um ente querido.

No Brasil, a legislação determina que todo medicamento aprovado pela Agência Nacional de Vigilância Sanitária (Anvisa) para comercialização no país tem de ser, obrigatoriamente, fornecido também na Rede SUS. Mas, com frequência, existe um abismo entre a lei e seu cumprimento, levando à interrupção do tratamento do câncer e de outras doenças graves em muitas unidades de atendimento do país. A urgência para que esses medicamentos sejam legalmente disponibilizados é tanto mais dramática quando se sabe que pacientes com câncer, quando devidamente engajados no tratamento e no acompanhamento clínico, podem sobreviver por muitos anos com ótima qualidade de vida e produtividade profissional, mesmo na situação em que a doença não é completamente eliminada, apenas estabilizada.

Porém, ao lado das muitas dificuldades práticas concretas que todo paciente oncológico enfrenta, outras tantas barreiras ao tratamento eficaz decorrem da própria situação emocional ou do estado psicológico do indivíduo sob tratamento. Alguns pacientes não desejam viver e dizem claramente que querem apenas controlar a dor física e outros desconfortos gerados pelo câncer. Existem situações em que o paciente não se dispõe a submeter-se ao tratamento, preferindo se manter profissionalmente ativo e amealhar para os filhos uma reserva financeira que lhes garanta alguma estabilidade após sua partida – em vez de despender esses recursos com o próprio tratamento. Seja qual for o motivo para a recusa de tratamento, a psicoterapia oncológica pode ser benéfica na resolução de suas mágoas, ressentimentos, possível depressão clínica ou terror existencial que eventualmente estejam na raiz dessa "marcha voluntária" para a morte.

Por vezes, essa resistência à luta se instala de maneira quase inconsciente, associada à profunda desesperança. Havia um

O SER HUMANO DIANTE DO CÂNCER E A VONTADE DE CURAR

paciente fumante de 60 anos, que me foi encaminhado por uma instituição de pesquisa e tratamento de câncer. Ele também era médico e veio para a consulta munido de todos os exames diagnósticos feitos nos Estados Unidos, onde se comprovava um tumor de pulmão neuroendócrino avançado e metástase óssea no fêmur direito, já rachando a estrutura óssea. Depois de examiná-lo e verificar sua ficha, fiz a seguinte pergunta: "Você quer viver ou morrer?". Ele levou um choque – emocionalmente, o diagnóstico, a seu ver, era fechado. Pensou um pouco e disse: "Quero viver". Então lhe perguntei: "Quem é o 'eu' que quer viver? Quem é você?". Ele pareceu perplexo, refletiu longamente, sorriu e disse: "Vou descobrir e depois lhe conto". Respondeu muito bem ao tratamento com vacina autóloga seguida de radioterapia focal no tumor metastático (não houve cirurgia para retirada de nenhuma das lesões) e quimioterapia adjuvante. Sobreviveu por mais 22 anos sem doença, trabalhando normalmente em sua própria clínica durante todo o tratamento. É evidente que a disposição mental dos pacientes tem efeitos positivos ou negativos. Já há muito tempo a neurociência reconhece o poder do chamado "efeito placebo" e do menos conhecido "efeito nocebo". O primeiro é responsável por até 20% das curas em pacientes submetidos a tratamento em estudos clínicos sobre a eficácia de novos medicamentos, quando parte dos pacientes, sem sabê-lo, recebe pílulas de açúcar ou de amido em vez de medicação. Isso é feito para se comprovar se o novo medicamento é realmente eficaz. Um medicamento só é eficaz se tiver um resultado terapêutico acima do percentual atribuído ao efeito placebo.

O efeito placebo pode ser provocado pela simples presença do médico, se este inspirar segurança e confiança no paciente e demonstrar empatia. Quando familiares que cuidam do paciente têm uma postura assertiva, também desencadeiam tal efeito placebo e motivam o paciente a seguir com o tratamento de forma engajada. Já o efeito nocebo faz o oposto: deprime o paciente e tira-lhe a confiança, prejudicando a atuação do médico no tratamento.

Como demonstram diversos estudos sobre comunicação interpessoal, grande parte da comunicação humana é não verbal. O que se diz pode estar em completa contradição com o que se sente; e essa parte silenciosa (linguagem corporal e ritos faciais) grita ao hemisfério cerebral direito do outro: "É mentira! É mentira o que ele/ela está dizendo!". Embora na maioria das vezes a percepção da mensagem não verbal não seja reconhecida de forma consciente, ela causa uma sensação de dúvida, medo ou ansiedade indefinida, o chamado "nó no estômago".

Quando o próprio médico não acredita na possibilidade de cura de seu paciente, ele pode, de modo involuntário, causar um efeito nocebo no indivíduo. O paciente passa a ter dúvidas sobre sua possibilidade de cura ou de sobrevida. Muitos pacientes se queixam que se sentiram vistos pela equipe médica, desde o diagnóstico, como se já estivessem irremediavelmente condenados a morrer, embora a palavra "morte" não fosse usada. Quando o paciente não acredita no tratamento, o efeito nocebo se torna um fator poderoso. De acordo com a neurociência, esse efeito é danoso à saúde, seja ele originado nas próprias crenças do indivíduo ou inadvertidamente transmitido por sentimentos e crenças de seus cuidadores, profissionais ou familiares.

Mesmo pacientes em estado crítico e em tratamento intensivo podem ter uma recuperação súbita. Por essa razão, não devemos desistir deles, pois a medicina tem ainda muito a descobrir e a compreender sobre o potencial psicossomático do ser humano e seu impacto sobre a fisiologia. Com efeito, a psiquiatria neuroendócrina compreende hoje que os mesmos mensageiros químicos utilizados pelo cérebro no processamento de emoções, sensações e pensamentos podem atuar também sobre o sistema imunitário e sobre diversas outras funções fisiológicas autônomas. É provável que estas sejam as vias ativadas quando um paciente se recupera de um estado crítico, após ter um *insight* ou compreensão súbita de algo vital para sua existência: pendências não resolvidas com pessoas que ama, sonhos não concretizados, perdão a pedir ou a dar, vida até então não vivida de verdade ou aquela sensação de "alguém precisa de mim". Em qualquer situação, por mais difícil que possa parecer, existe um porto seguro dentro de si mesmo, aquele lugar que caracterizo como "o olho do furacão". Ali, no centro de um furacão, que pode bem servir de metáfora para o impacto de um diagnóstico e tratamento oncológico, a velocidade do vento é zero. Tudo pode rodar em volta do olho do furacão e, quanto mais longe do centro, maiores são a velocidade e a chance de destruição. Nesse centro de velocidade zero, pode-se buscar a calma e aprender a manter a conexão consigo mesmo, buscando a sabedoria interior e tudo o que advém desse contato.

A leitura de Carl Gustav Jung pode ajudar a entender o que quero expressar aqui com esse conceito de olho do furacão, um lugar no qual exercitamos a sabedoria e readquirimos a estabilidade em meio a uma crise. Após anos estudando a evolução natural da psique humana, Jung chegou à conclusão de que cada indivíduo pode ser herdeiro de 1 milhão de anos de sabedoria existencial, depositada no âmago de seu inconsciente, assim como o código genético está depositado em cada uma de suas células.[1] Ou seja, é como se existisse um sábio de 1 milhão de anos dentro de cada indivíduo. Talvez isso explique a sempre surpreendente criatividade de cada ser humano em sua capacidade de sobrevivência e permanência no planeta. Em todos os lugares surgem as soluções mais inusitadas. Nota-se isso entre todos aqueles que são submetidos a desafios existenciais – é importante destacar que, independentemente das diferentes dimensões que esses desafios tenham aos olhos de quem está de fora, nunca são mais ou menos importantes: são experiências individuais que fazem com que a pessoa se perca de si mesma ou se reencontre.

*

Todas essas reflexões são muito necessárias para quando estamos bem de saúde. Quando se navega por águas tranquilas, deve-se cuidar da embarcação para que não haja furos no casco, para que a madeira esteja forte, para que o motor seja mantido

---

1 Jung, C. G. *Os arquétipos e o inconsciente coletivo*. 10.ed. (Obras completas, v.9). Rio de Janeiro: Vozes, 2013.

O SER HUMANO DIANTE DO CÂNCER E A VONTADE DE CURAR

em boas condições. As tempestades existenciais são inevitáveis, e levar em consideração essa possibilidade não é pessimismo, mas prudência. É preciso estar preparado para dias de sol e de chuva.

A seguir, surge a questão: o que carregamos a bordo de nosso barco existencial? Muitas pessoas vêm com cargas pesadas inúteis em sua viagem e, diante de problemas, falta-lhes a leveza e a agilidade para resolvê-los. Ficam paralisadas no meio da tempestade, com o barco adernando sob o peso de tanta tralha acumulada.

O desconhecimento e o descuido relativos às próprias necessidades interiores durante tantos anos também podem levar o indivíduo à depressão e à perda de significado existencial quando uma situação em que estava acomodado é interrompida. Por exemplo, o fim de um casamento. Essa é a ocasião em que, com frequência, surgem disfunções clínicas relacionadas à somatização de traumas emocionais ou à própria depressão clínica. Uma pessoa que passa por assédio moral na empresa e não sabe como se posicionar, por medo de ser demitida, sofre uma crescente perda de autoestima, que a levará eventualmente a um quadro de depressão clínica ou a disfunções metabólicas. O estresse diário precisa de medidas compensatórias também diárias, tanto psicológicas quanto fisiológicas, para minimizar seu impacto na saúde.

Quando as pessoas cuidam da alimentação e do sono, fazem exercícios físicos regulares, não fumam, não bebem diariamente, equilibram sua mente – buscando apoio sempre que a pressão é muito grande, ou por meio do contato com a natureza, aprendendo a relaxar –, elas ficam menos doentes, pois conseguem manter suas estruturas físicas, emocionais, mentais e espirituais alinhadas. Sua capacidade de resolução de problemas, administração de conflitos e discernimento de oportunidades se aprimora.

Em qualquer doença, é fundamental reconhecer e reciclar rapidamente os ingredientes emocionais e as atitudes existenciais que possam estar a ela associadas de forma subjacente, buscando referências fortes para poder redirecionar valores e atitudes e, assim, contribuir para a retomada do equilíbrio dinâmico, físico e mental, denominado "homeostase". Tal equilíbrio permite o funcionamento correto de nosso sistema interno de autorregulação, chamado Sistema Nervoso Autônomo (ou parassimpático).

O Sistema Nervoso Parassimpático (SNP) é uma espécie de guardião de nossa biologia e vai buscando as melhores maneiras de funcionar para manter a vida em face de alterações e variações a que está sujeito o organismo. No entanto, o SNP é suscetível às agressões emocionais e químicas que causamos ou sofremos, voluntariamente ou não, e que, se não identificadas e interrompidas a tempo, levarão à sobrecarga e a desequilíbrios. A doença resulta de uma disfunção no funcionamento adequado do sistema, e a retomada do equilíbrio interno é o grande desafio, especialmente quando a pessoa não leva uma vida regrada e não possui os recursos físicos necessários para lidar com as intempéries. Mais ou menos como a formiga e a cigarra na fábula de La Fontaine, é importante saber poupar e estocar capacidades vitais quando se está bem, para poder lidar melhor com os momentos de tempestade. Dessa forma, podemos permanecer no olho do furacão sempre que necessário, coligindo os recursos vitais e a tranquilidade interior para atravessar as crises.

O SER HUMANO DIANTE DO CÂNCER E A VONTADE DE CURAR

O olho do furacão é o local ideal para se navegar durante o tratamento do câncer. É preciso navegar com calma e sabedoria para superar um câncer, enfrentar a cirurgia, a quimioterapia, a radioterapia. Buscar novos tratamentos, como a imunoterapia, também exige fazer escolhas e, com frequência, exige tomadas de decisão rápidas e acertadas. Esse mesmo organismo auto-organizador, que faz com que tudo funcione adequadamente na saúde, pode ser restaurado, indicando as direções para que se consiga reconstruir o templo da vida, o corpo físico.

Poucas estruturas são mais complexas do que o corpo humano. As formas como os átomos e as moléculas se agregam para formar a matéria biológica, a organização e a manutenção de todo o sistema que já mencionamos, são regidas por leis próprias e, muitas vezes, ainda desconhecidas pela ciência. Só muito recentemente obtivemos tecnologia suficiente para desvendar o genoma humano. Sabíamos como era o DNA das moscas, de plantas, bactérias, fungos e vírus, mas a decodificação completa do genoma humano é uma realização recente, obtida no ano 2000, a partir de um esforço cooperativo internacional de vários centros de pesquisa, inclusive alguns do Brasil. Ainda sabemos pouco sobre partes internas do DNA, como os íntrons, sobre pequenas partículas inibitórias, como o micro RNA, que tem função reguladora em várias etapas dos processos de síntese de proteínas, e sobre os fenômenos epigenéticos que regulam a expressão e o silenciamento da atividade de genes.

A epigenética é algo incrível, pois determina para as gerações subsequentes de células uma série de conteúdos e orientações.

Distúrbios na regulação epigenética podem modificar a atividade de genes e até mesmo impedir sua cópia para as células-filhas. Esses distúrbios são muitas vezes causados pelo estresse crônico que a geração celular anterior sofreu por falta de nutrientes, agressões químicas (poluentes, toxinas), infecções e outros fatores. Tudo isso pode causar alterações que levam a mutações em genes ou ao silenciamento ou ativação anormal de alguns genes em certas células, formando padrões aberrantes que podem ser passados para as gerações seguintes, orientando a forma como o corpo de um tataraneto vai ser formado e mantido ao longo da vida. Alguns pesquisadores suspeitam de que a interação entre emoções, traumas e atitudes (positivas ou não) e o corpo encontre na epigenética uma potencial explicação de uma pequena parte do enigma sobre o funcionamento do nosso organismo.

O conhecimento que começa a ser desvendado neste início de século é incomparável com tudo aquilo de que se tem registro nos últimos mil anos. Parece que a humanidade tem agora uma grande chance de olhar de forma questionadora e, ao mesmo tempo, com admiração e perplexidade, para todos os potenciais mecanismos envolvidos na manutenção da vida. E esta chance de conhecer a doença pode vir a trazer muitos organismos de volta a seu funcionamento pleno, de forma intensa e verdadeira. Abrem-se horizontes inusitados e o alinhamento da Ciência com a Sabedoria, dentro do apoio da Ética e da consideração a todos os menos favorecidos, pode fazer de nós seres humanos melhores, dentro de uma bela caminhada pelas paisagens da Vida!

8
Caminhando após a doença

A grande conquista da superação do câncer também pode trazer muitos desafios. Em alguns casos, sobreviver ao câncer pode ser uma experiência traumática. A partir do diagnóstico, alguns pacientes passam a se disciplinar e se organizar para estar prontos para a morte. Transformam isso em uma verdadeira arte, porque desejam ser um exemplo de estoicismo e dignidade perante os seus. Mas, no fundo, quase sempre esse é um esforço de controle e supressão do medo – este acaba enterrado no fundo do inconsciente, mas não é superado de fato. Com base na leitura de Jung, poderíamos dizer que o consciente "manda", mas quem comanda é o inconsciente. E podemos acrescentar que, passada a crise, o medo e o estresse reprimido terão de ser confrontados – ou esse confronto nos será imposto sob a forma de sequelas emocionais.

O indivíduo entra em remissão completa e sobrevive ao câncer. E agora? Durante meses, as demandas diárias por exames, autocuidados e tratamentos ocupavam todo o cenário. Também havia pouco tempo para refletir sobre todos os acontecimentos e a família estava muito mobilizada. Quais são os próximos passos? Não tinha se planejado para ficar bem e nem tinha revisto suas prioridades! A psico-oncologia pode ser de grande ajuda durante e após o tratamento do câncer, para que o paciente continue seu processo de autoconhecimento e de reajuste de sua bússola existencial. A meu ver, esse tipo de apoio, hoje oferecido em alguns serviços do SUS e por poucos planos de saúde, deveria se parte integrante da oncologia. A expansão desse apoio pode contribuir muito para a boa evolução do paciente e da família.

Quando enfrentamos dificuldades que parecem ser maiores que nós, é imprescindível que reposicionemos nosso barco da vida. Nelson Mandela, figura emblemática da luta contra o *apartheid* na África do Sul, em seus muitos anos como prisioneiro político, repetia sempre para si mesmo as palavras do poeta William Ernest Henley: "Minha fronte sangrava, mas não recuei. Sou o mestre do meu destino, o dono do meu navio". Certamente é louvável que, desafiados por situações críticas, tenhamos a firmeza de resistir às adversidades e superá-las, para então retomar o controle de nossas vidas.

No entanto, alguns ex-pacientes em completa remissão mergulham em um frenesi existencial na busca de exacerbar as sensações: sexo, bebida, festas, churrascos e feijoadas intermináveis, excursões gastronômicas, rompimento com a própria família e busca de novos parceiros, e assim por diante. Sentem que desperdiçaram muito tempo com responsabilidades profissionais e familiares, que não aproveitaram a vida e, por ter vencido o câncer, que não há tempo a perder.

Já outros indivíduos redescobrem e fortalecem os laços de afeto familiar, pois a experiência do câncer e de sua superação lhes proporcionou a oportunidade de amadurecer e crescer como seres humanos. Muitos experimentam, pela primeira vez, uma genuína empatia com outros seres vivos, sejam eles humanos, plantas ou animais, bem como com a natureza, prestando mais atenção no ritmo das estações, no nascer e no pôr do sol, na lua e nas estrelas. Também descobrem o verdadeiro valor da vida e adquirem um novo olhar sobre a existência, passando a reconhecer e apreciar pequenos e grandes presentes do cotidiano e a sentir verdadeira gratidão por haver recebido uma segunda chance. É essa gratidão que faz com que essas pessoas que superaram o câncer passem a cuidar de forma adequada da própria saúde, enquanto aproveitam as recém-descobertas novas alegrias do viver e do compartilhar.

Que caminho seguir? Como voltar a viver, após um longo confronto com um alto risco de morrer? Esse é um desafio enfrentado também por veteranos de guerra e se expressa com frequência como um distúrbio denominado síndrome do estresse pós-traumático. Aqui, voltamos a nos defrontar com a questão do significado existencial, lembrando que, para cada indivíduo e em diferentes momentos da vida, o significado pode mudar. Esse significado quase sempre muda. Ninguém pode induzir uma pessoa que superou um grande desafio, como o câncer (ou sobreviveu a uma guerra), a simplesmente retomar a rotina, exatamente de onde parou: "Agora vá em frente e decida ser feliz". Viktor Frankl e a sabedoria chinesa nos lembram que a busca da felicidade, como se esta fosse um objeto exterior ao próprio indivíduo, é uma contradição. A felicidade não é um objeto a ser conquistado ou adquirido. Quando encontramos a razão ou o significado daquela fase de nossas vidas, tornamo-nos espontaneamente felizes. Segundo Frankl, a verdadeira busca de um ser humano não seria pela felicidade, mas por *uma razão* para ser feliz. Essa razão é um significado potencial inerente a uma determinada situação ou fase da vida. Forçar a si mesmo a ser feliz é uma forma de alienação neurótica, que vai desencadear exatamente o oposto: o bloqueio de nossa capacidade de descobrir o significado, presente na situação, que despertará em nós a felicidade. Perseguir a felicidade é como forçar um sorriso. Como diriam os chineses, a felicidade e o amor não se buscam, não se esperam, são estados de consciência.

Nessa direção, Frankl observou, durante sua experiência nos campos de concentração nazistas onde foi prisioneiro, que o significado pode ser encontrado até mesmo no confronto com a tragédia: na dor, na culpa e na morte. Isso ocorreria a partir da percepção de um significado que: a) transforma o sofrimento da tragédia em uma vitória da realização humana; b) utiliza o remorso para realizar uma mudança interior; c) transforma a transitoriedade da vida em um incentivo para agir com responsabilidade perante si mesmo e seus semelhantes. Enfim, são *escolhas conscientes*. É o que fazem muitas famílias, por exemplo, ao perder um ente querido para a doença ou para a violência, e que posteriormente se engajam em fundações filantrópicas e outras atividades que lhes permitam oferecer amor e serviço a outros que também estão sofrendo. Elas o fazem como uma homenagem à memória do ente que perderam. O significado é essencial para

O SER HUMANO DIANTE DO CÂNCER E A VONTADE DE CURAR

que a pessoa possa lidar com o sofrimento, em vez de ser definida e esmagada por ele.[1]

Como vimos, quando alguém supera uma situação de crise, sofrimento e incertezas, as sequelas emocionais não desaparecem com um passe de mágica. Precisam ser reconhecidas e requalificadas de um ponto de vista que permita transcendê-las de forma positiva e criativa. Portanto, é essencial que o paciente que venceu o câncer tenha acesso a mergulhos interiores, como os propiciados por sessões de psico-oncologia, dando a si mesmo um tempo para redescobrir suas referências, possibilidades e propósitos pelos quais sente que vale a pena viver ou redefinir o rumo de sua vida.

Quando perdemos ou não conseguimos discernir um significado para nossas vidas, caímos em extremos destrutivos. Podemos, por exemplo, nos precipitar no hedonismo imediatista e autodestrutivo, na busca desenfreada por prazer e distrações que, ao final, nos deixará com uma tremenda ressaca emocional e física e a inevitável sensação de vazio e inutilidade. Alternativamente, a carência de significado abre também portas para a depressão, a autopiedade e um sentimento de falta de perspectiva que induz, afinal, a um desespero crescente e mesmo a impulsos suicidas. Não por acaso, em época caótica como a nossa, a Organização Mundial de Saúde tem se preocupado com o alto e crescente índice de suicídios de jovens entre 15 e 29 anos no mundo, segunda causa mais comum de morte nessa faixa etária, com

---

1 Victor Frankl, *Em busca de sentido: Um psicólogo no campo de concentração*. Petrópolis: Vozes, 2017.

{121}

incidência mundial anual acima de 800 mil casos registrados, número que a própria OMS acredita ser subestimado.

Às vezes, depois da tempestade, precisamos redescobrir atitudes e posturas criativas e positivas que já tivemos e perdemos; talvez resgatar algum talento ou sonho negligenciado; outras vezes, precisamos simplesmente reconhecer velhas atitudes que sufocavam nossa potencialidade humana, e renunciar a elas em prol de novas escolhas.

Precisamos de escolhas responsáveis, com um olhar para o futuro, numa busca contínua por novos significados – e que as transformações que esses novos significados imprimam no espírito humano se transformem em força motriz subjacente ao desenvolvimento da ciência, da filosofia, da religião e das artes. Essa busca é também o impulso para a realização individual de cada ser humano, por meio de suas respostas e escolhas ante as questões postas pela vida.

9
Família, amigos e solidariedade

Os cuidados do paciente com câncer vão além de ações puramente físicas (alimentação, medicação e conforto corporal). É importante que ele se sinta emocionalmente apoiado e seja ouvido. É nesse contexto que a presença da família e a força da amizade se fazem sentir mais de perto. Mas a solidariedade e o amor familiar podem ter seus efeitos benéficos potencializados e canalizados de maneira mais efetiva em favor do bem-estar do paciente. A seguir, elencaremos alguns procedimentos e atitudes, psicológicas e práticas, que tornam ainda mais valiosa a presença desse círculo afetivo em torno da pessoa sob tratamento oncológico.

Antes de tudo, como familiar e amigo, é preciso aprender a ouvir por inteiro, sem fazer interrupções – permitindo que o outro "lave a alma", se necessário for. Um abraço e um beijo sincero valem por mil palavras de resposta. Mas, se houver algo a dizer, só se deve expressá-lo quando o paciente terminar o desabafo.

Nos momentos de calma e serenidade, é recomendável conversar sobre assuntos agradáveis e de interesse do paciente.

Vale também compartilhar com o enfermo bons momentos e boas risadas, sempre que a oportunidade surgir, de modo a valorizar a vida e não a doença, evitando assuntos como tragédias, violência urbana, crises mundiais e quaisquer conversas que sejam irritantes para o paciente.

Amigos precisam compreender que visitas não devem se tornar um fardo para um paciente hospitalizado, ou que acaba de receber alta, que esteja convalescente de uma cirurgia ou de outro tratamento realizado em hospital.

Se o familiar ou amigo estiver resfriado ou recentemente recuperado de uma gripe, ou mesmo com os sintomas de que vai ter uma, o melhor a fazer é telefonar ou mandar um cartão. É indelicado visitar uma pessoa – seja ela quem for – quando se está com uma doença facilmente contagiosa, como gripe ou resfriado. Especialmente alguém que esteja com a imunidade baixa. É importante para o paciente com câncer ser blindado contra infecções que possam enfraquecê-lo – sobretudo as que podem ser evitadas com uma pitada de bom senso por parte de amigos e familiares.

Familiares precisam estar conscientes de que as queixas de dor ou desconforto do paciente devem ser ouvidas e atendidas. Nunca se pode subestimar a dor que o outro diz estar sentindo. Além disso, a dor não precisa fazer parte do dia a dia do paciente. Uma conversa com o médico, em busca de medicações ou procedimentos, pode ser efetiva para que o paciente se livre de dores. Se estas forem intensas, é preciso levá-lo ao pronto-socorro de imediato, e não esperar a próxima consulta ou o dia seguinte.

Antes de cada consulta, deve-se ajudar o paciente a anotar as dúvidas que deseja esclarecer com o médico e, durante os encontros, ajudá-lo a registrar as respostas e demais orientações. Muitas informações que parecem corriqueiras para o médico são completamente novas para o paciente e os familiares. Daí a importância de anotar as respostas em um caderno ou agenda, em que também deverão constar informações sobre sintomas, exames marcados, principais resultados, consultas, sessões de quimioterapia e radioterapia e outras informações necessárias, como os efeitos colaterais previstos para as medicações prescritas e as formas para aliviar esses efeitos.

Se a resposta do médico não for clara, é o caso de pedir a ele que explique em uma linguagem menos técnica, que seja inteligível. Não se deve nunca hesitar em questionar o que não foi entendido. O paciente e seus familiares têm de compreender a medicação prescrita; é fundamental que os nomes dos medicamentos sejam escritos de forma legível no receituário.

Ao sair de uma consulta, recomenda-se já agendar a próxima ou, se o paciente já estiver em tratamento, marcar a sessão seguinte de quimioterapia ou radioterapia.

O médico precisa de todas as informações do paciente para medicá-lo melhor. O acompanhante deve deixar que o paciente responda às perguntas durante a consulta. Porém, se perceber que algo foi esquecido, deve lembrar o paciente, quando este terminar de falar, sem assumir ares paternais ou maternais. O acompanhante deve ser objetivo, para não tornar a consulta longa e desgastante.

É sempre válido estimular o paciente, sem pressioná-lo, a manter uma rotina que envolva caminhadas, hidroginástica ou outra atividade física, dentro das possibilidades. Passear, ir ao teatro ou ao cinema (dando preferência a filmes mais leves) contribui para a manutenção do enfoque psicológico e emocional na vida e não na doença. Se o paciente tiver uma atividade de sua preferência (balé, pilates, natação, vôlei, surfe, futebol, pintura, escultura, música etc.), é o caso de ajudá-lo a retomá-la após a cirurgia ou depois do período de hospitalização. No caso de pintura, cabe ao paciente evitar tintas a óleo (devido à sua toxicidade), preferindo pigmentos solúveis em água (aquarela).

Como enfatiza o médico humanista Patch Adams, "comprimidos aliviam a dor, mas só o amor alivia o sofrimento".[1] Essa é a hora para o companheirismo, para compartilhar emoções estéticas (a beleza da paisagem ou de uma flor, a tranquilidade de caminhar em meio ao verde ou à beira-mar, ouvir uma bela melodia ou falar de um ótimo livro), para rir muito e expressar bons sentimentos. A solidariedade implica saber os momentos adequados de quando falar e de quando ouvir, ou ainda de quando apenas se fazer presente. Todos saem revigorados nessas trocas entre seres humanos, quando sentimentos e ações são ditados pela fraternidade e não por obrigações sociais ou familiares.

A solidariedade também ocorre entre pacientes e entre familiares de pacientes. Muitas iniciativas voluntárias nasceram desses encontros: organizam-se empréstimos de perucas, grupos de auxílio na busca por medicamentos indicados, saraus musicais e literários entre pacientes, exposições de pinturas produzidas

---

1 Patch Adams, *O amor é contagioso*. Rio de Janeiro: Sextante, 1999.

em atividades conjuntas de terapia artística, grupos de bordado e tricô, além de espaços de convivência e compartilhamento de experiências.

Em hospitais de câncer, quase sempre existem grupos de voluntários voltados ao apoio de pacientes e de suas famílias, e não é raro testemunhar pacientes se ajudando mutuamente, ou os familiares de um paciente dando carinho, apoio e atenção a outro que se encontra sozinho no hospital. É fundamental o não isolamento nessas fases de crise e desafios, tanto do paciente quanto de sua família. É sempre oportuno descobrir esses grupos solidários da cidade ou da região e estabelecer contato. Há sempre a possibilidade de acesso via internet a muitas dessas associações, mas o intercâmbio humano direto é imprescindível e gratificante. O voluntariado acrescenta ao outro, mas, antes de tudo, enriquece quem o pratica. Antes da era da comunicação eletrônica, nós, humanos, fomos geneticamente programados durante milhões de anos para viver e evoluir em grupos solidários. Somos animais sociais e nada substitui a interação entre indivíduos, o contato olho no olho. Essa linguagem não verbal está na essência do bem querer e do amor entre as pessoas, que aquece o coração e traz esperança neste mundo que tem muitas coisas boas, que valem a pena ser vividas.

10
Intermitências da vida e esperança de futuro

Nas culturas ocidentais, temos uma tendência a encarar a vida como uma espécie de competição, maratona ou corrida profissional, em que o principal objetivo é ficar rico, ser bonito e, de preferência, também famoso; e ser melhor que os outros para "chegar ao topo", estar entre "os primeiros". Símbolos de prestígio social e econômico são cobiçados e se tornam fins em si mesmos. Redes sociais e manipulação dos egos e dos desejos influenciam nossas decisões de forma subliminar. Gasta-se muita energia preciosa nessa empreitada em direção ao "topo" e, quando lá se chega, quase sempre se descobre que esse lugar é frio e solitário. Na melhor das hipóteses, magoamos involuntariamente muita gente em nossa cegueira bem-intencionada de achar que sabíamos o que era melhor para nós e para os outros. Na pior das hipóteses, pisamos muitas cabeças e deixamos um rastro de ressentimento e ódio em nosso caminho. Alternativas como essas são tão comuns quanto são pobres e decepcionantes. Mas quase nunca é tarde demais para olhar e reconhecer nossos erros, aprender com eles e, se possível, fazer reparos. O potencial humano é certamente muito maior que isso!

Como já dissemos, os momentos de crise podem ser enriquecedores, podem propiciar crescimento interior e significados novos e superiores para nossas vidas. Talvez seja esse, afinal, o grande benefício que poderíamos auferir de uma passagem crítica como a que o câncer impõe a um paciente. Mais do que isso, a convivência com o câncer ou com outra situação-limite pode ser veículo de elevação para paciente, corpo médico, amigos e entes próximos, que com ele exercitam sua solidariedade e seu amor.

De maneira um tanto inesperada, portanto, a trajetória do paciente oncológico pode ser uma jornada vitoriosa. Em relação ao estrito aspecto clínico, os instrumentos hoje disponíveis nos habilitam a prevenir o mal, melhorar a qualidade de vida, prolongá-la e mesmo alcançar uma cura completa. Nunca as esperanças e os avanços foram tão flagrantes como hoje em dia! Se os prognósticos não forem positivos e se os tratamentos não lograrem alcançar toda a extensão de benefícios que esperamos deles, ainda assim pode-se encarar essa jornada como uma oportunidade de ascese espiritual, um meio para que vivenciemos o nosso tempo na Terra de maneira mais consequente e significativa.

A morte normalmente escapa de nosso controle e é tão natural quanto necessária e inevitável. O ser humano raramente se prepara para a morte, vivendo muitas vezes motivado por valores efêmeros. Do ponto de vista da vida cotidiana, nunca os papéis estão prontos, raramente se expressam todos os desejos do que se quer que as pessoas façam com os nossos poucos ou muitos bens, não se organizam direito as casas, acumulam-se muitas coisas de significado incerto. Como cada noite é uma pequena morte,

O SER HUMANO DIANTE DO CÂNCER E A VONTADE DE CURAR

devem-se fazer balanços diários, resolvendo pendências, não levando para o outro dia os desgostos ou mágoas. Se estivermos buscando melhorar nossas atitudes, hábitos, pensamentos e sentimentos, já estaremos fazendo a faxina interior necessária para construir bases mais sólidas de futuro.

Todos os dias, é bom guardar um momento para rever os verdadeiros objetivos de vida e o quanto se está caminhando na direção de cumpri-los, ou na direção oposta. É comum, quando se está em estado grave no hospital, que pacientes e familiares busquem tomar medidas legais de última hora, que podem ser facilmente contestadas, em busca de procurações, por exemplo, para enfrentar situações burocráticas – que, por vezes, não são previsíveis, e o tempo pode não estar ao nosso favor. A vida depende em grande parte de nossa providência e atenção. Procuremos preservá-la e vivê-la da melhor forma possível.

Entretanto, a compreensão filosófica do que é a vida e de como podemos fazer para que ela tenha um significado para nós e para aqueles que convivem conosco faz com que o sabor da trajetória e a conexão com o universo se estabeleçam como referenciais para superarmos as dificuldades e buscarmos a interação com todos os seres humanos do planeta, de forma intensa e feliz. No Memorial Sloan Kettering Cancer Center de Nova York, o grupo de logoterapia conversa com os pacientes, familiares ou funcionários da instituição, procurando proporcionar o contato mental e emocional com o momento mais feliz da vida. E, quando estão bem conectados com esse sentimento de intensa felicidade, o grupo orienta para que tentem sentir e pensar naquilo que traria esse mesmo grau de felicidade no futuro... E, a partir daí, dar o primeiro passo para realizar esse sonho.

Hoje, finalizando este livro, que foi escrito com muita vontade de compartilhar aprendizados, em horários na madrugada ou durante os longos voos internacionais, tive uma grande lição: uma paciente muito querida, que enfrentou a morte diversas vezes, tanto no nível emocional quanto no físico, enfrentando um câncer de ovário que foi descoberto já em estado avançado, veio para a quimioterapia com doações recolhidas no seu aniversário. Era um presente dos amigos para uma causa grandiosa: contribuir para a busca da cura do câncer. Pensavam nos futuros pacientes que poderiam se beneficiar disso – e tomara que a cura chegue a tempo para ela também!

Atitudes como essa trazem mais estímulo para buscar o desenvolvimento das terapias celulares e vacinas no Brasil. No exterior, o avanço dessa área está indo de vento em popa, mas é preciso priorizá-la também na pesquisa nacional, mirando a inovação, buscando a tecnologia de ponta que já se encontra presente em Israel, Europa e Estados Unidos, para dar acesso à população mais carente, a custos menos exorbitantes. Essa paciente, que recentemente nos recebera, radiante e feliz, na maravilhosa festa de casamento de sua filha, e que depois tinha piorado de forma assustadora, me disse que os sonhos não podem ser pequenos, e que isso lhe traria mais forças para lutar e começar esta nova fase do tratamento! Deseja que quem venha visitá-la só traga notícias boas e fatos alegres. E eu escrevo aqui, feliz com o entusiasmo com que ela recebeu hoje a quimio e, em poucos dias, receberá a imunoterapia.

O SER HUMANO DIANTE DO CÂNCER E A VONTADE DE CURAR

Esta ideia da festa de aniversário solidária nasceu em nosso microambiente, de outra paciente também maravilhosa, vinte anos mais jovem, que está celebrando o desaparecimento das metástases de um câncer de pulmão com uma mutação rara, chamada ALK, que acontece em mulheres jovens e responde brilhantemente a um medicamento de alvo molecular específico. Ela teve resposta completa no PET-CT (exame de imagem que detecta os tumores) e na biópsia líquida no plasma, que mede frações minúsculas do DNA da célula tumoral circulante, naquilo que chamamos de resposta molecular completa. Quando ela me perguntou qual seria o projeto que daria significado a esse valor recebido, criamos o projeto "This is Personal": serão produzidos vídeos, um filme, um espetáculo e uma conferência sobre medicina personalizada e de precisão, mostrando que os tratamentos podem ser diferenciados e individualizados e que, além dos médicos que os conhecem (mas que, como dissemos, nem sempre podem prescrevê-los, porque o sistema não comporta o custo, ou os tratamentos não estão disponíveis), os pacientes e o público leigo também precisam ter conhecimento de que é possível ir além do trivial e que a cura pode estar na imunoterapia e na oncologia personalizada. Um dia, eu e meu jovem assistente e pesquisador encontramos o fundador de uma grande instituição voltada para pesquisas na área de pulmão nos Estados Unidos. Em nossa conversa sobre esse projeto, dissemos que esse é o tipo de história na qual pessoas como nós, de um país menos desenvolvido, querem melhorar o planeta, mas podem falhar. Ele nos disse: nunca duvide da possibilidade de poucas pessoas mudarem o mundo!

*

Finalizamos com nossos pensamentos voltados para o presente, mas também para o futuro e para tudo aquilo que pretendemos realizar: que possamos ser sábios nas nossas decisões, ter apoio da família, de amigos e círculos próximos, e contribuir de forma efetiva para a preservação do meio ambiente, para a educação do sistema, a melhoria dos espaços por onde tivermos a chance de caminhar, sempre com sensibilidade e eficiência. E que nossa experiência mova corações e mentes para que a cura integral do ser e da sociedade possa se concretizar na prática! Somos parte do que idealizamos e somos os vetores para a realização, no presente, dos nossos sonhos do passado. Somos os encaminhadores, no futuro, da vontade geradora de potenciais e de sinergias! Que possamos trazer o nosso melhor com entusiasmo e capacidade de empreendedorismo e inovação, para construir as pontes para o amanhã, com amor pelo planeta, pelos seres humanos, animais e plantas, e inabalável Vontade de Curar!

Apêndice
Nutrição/Nutrigenômica e Câncer

Dra. Lucyanna Kalluf *(nutricionista e farmacêutica bioquímica)*
Dra. Vania Assaly *(médica nutrologista e endocrinologista)*
Dra. Danielle Miranda *(nutricionista)*

Vamos nos aprofundar um pouco mais na relação entre câncer e nutrição. As investigações sobre a associação de determinadas incidências da doença e os hábitos alimentares avançam constantemente e já nos permitem inferir uma quantidade significativa de dados, como veremos a seguir.

Alguns cânceres se desenvolvem como resultado de alterações celulares intrínsecas. Porém, acredita-se que entre 70% e 90% dos casos sejam decorrentes de fatores extrínsecos, isto é, fatores ambientais e comportamentais (O'Leary; Suri; Gross, 2018), como hábitos alimentares – incluindo o baixo consumo de frutas e hortaliças –, tabagismo, alcoolismo, obesidade, estilo de vida sedentário, uso de medicamentos, radiação solar e fatores ocupacionais (Brasil, 2017; Berghe, 2012). De acordo com as estimativas, 50% das mortes geradas são em decorrência de etilismo, consumo de tabaco e alto consumo de alimentos industrializados (O'Leary; Suri; Gross, 2018).

Grupos étnicos podem apresentar um maior risco para determinados tipos de câncer. Por exemplo, o câncer de próstata acontece 1,6 vezes mais em homens negros do que em homens caucasianos. No geral, mulheres brancas têm maior predisposição para a doença em relação a mulheres negras. Já os japoneses apresentam um grande percentual de câncer de estômago. Os especialistas não são conclusivos sobre a relação incidência *versus* etnia, pois o estilo de vida dessas populações, como hábitos alimentares, deve ser levado em conta. Existem também diferenças na forma como os receptores de vitamina D atuam, além de diferenças raciais na composição corporal e bioquímica de cada um.

Recentemente, o consumo de carne vermelha foi considerado um fator de risco importante para o câncer colorretal. Isso se dá pelo aumento da produção de compostos N-nitroso, hidrocarbonetos policíclicos aromáticos e aminas heterocíclicas aromáticas pelo cozimento em alta temperatura: grelhar, defumar e curar. As carnes processadas também entram nessa classificação de aumento de risco. O mesmo estudo demonstra que o consumo diário de 300g a 420g de carne vermelha ou carne processada aumenta as alterações de DNA em células do cólon (Bouvard et al., 2015).

Existem ainda algumas substâncias conhecidas como xenobióticos, potenciais gatilhos para o aparecimento do câncer. Trata-se de compostos capazes de atacar o núcleo do DNA, gerando mutações que podem desencadear uma série de eventos que levam ao câncer (Koifman; Hatagima, 2003). Essas substâncias são encontradas facilmente em nosso dia a dia nos seguintes itens: cosméticos, produtos de limpeza e plásticos, e também em agrotóxicos, nos metais pesados, na poluição etc.

Tabela 1. Xenobióticos: onde encontrar e como evitar?

Xenobiótico	Onde encontrar?	Como evitar?
Acrilamida	Produzida a partir da reação entre carboidratos e proteínas, submetidas ao calor (temperaturas acima de 120 °C) Encontrada em pães, biscoitos, cereais matinais, café instantâneo, batatas chips	• Evitar realizar frituras de imersão – método de cocção no qual se emprega altas temperaturas
Agrotóxicos	Frutas e hortaliças, leguminosas e algodão Atualmente podem ser encontrados na água e no ar de cidades com atividade agrícola	• Consumir alimentos orgânicos
Aminas heterocíclicas aromáticas	Carnes em geral expostas a altas temperaturas.	• Evitar consumir carnes muito bem passadas e preferir carne ao ponto • Marinar as carnes por seis horas antes do preparo – suco de limão, azeite e alho • Reduzir o consumo de carne
Aflatoxinas	Micotoxina presente em alimentos: milho, feijão, trigo e, principalmente, amendoim	• Procurar consumir amendoim (e seus derivados) que apresente o selo de associações que garantam a sua qualidade

Hidrocarbonetos policíclicos aromáticos	Queima de madeira e carvão	• Consumir alimentos da família das brássicas – couve-manteiga, couve-de-bruxelas, couve-flor, brócolis, repolho, nabo e rabanete), pois são capazes de ativar enzimas que destoxificam os hidrocarbonetos
Metais pesados	Cosméticos, produções agrícolas, peixes de águas profundas	• Ler os rótulos de cosméticos atentamente • Preferir produtos orgânicos

Adaptado de Pinho (2018).

Todos esses fatores de risco são capazes de promover alterações epigenéticas em nosso DNA, ou seja, de modificar a cromatina do DNA, estimulando ou inibindo processos orgânicos. Essas mudanças no DNA contribuem para as características de uma célula tumoral:

- potencial replicativo ilimitado;
- autossuficiência em sinais de crescimento;
- insensibilidade aos sinais inibidores do crescimento;
- evasão de morte celular programada;
- angiogênese sustentada;
- invasão de tecidos e metástases (Berghe, 2012).

Nutrigenômica e câncer

A nutrigenômica é a maneira como os nossos genes são influenciados pelos nutrientes e compostos bioativos que ingerimos

(Tessarin; Silva, 2013), ou seja, é a possibilidade de padrões alimentares e/ou componentes dietéticos modificarem o processo celular e ocasionarem diversas doenças (Riscuta, 2016).

Os estudos demonstram que os nutrientes e compostos bioativos podem prevenir ou aumentar os casos de câncer por diversos mecanismos, dentre eles: metabolismo carcinogênico, destoxificação, diferenciação e proliferação celular, apoptose (morte das células tumorais), reparos ao DNA, atividade antioxidante e angiogênese (Tessarin; Silva, op. cit.); já é sabido que aproximadamente 35% da incidência do câncer apresenta relação direta com a dieta.

Pesquisas epidemiológicas demonstram que dietas ricas em frutas e hortaliças funcionam como uma proteção contra a carcinogênese (Farvid et al., 2019). Algumas pessoas apresentam um risco ampliado para desenvolvimento do câncer devido a alterações genéticas, como a de genes de codificam a enzima glutationa S-transferase, mas o consumo de vegetais da família das brássicas (brócolis, couve-manteiga, couve-flor, repolho, nabo e rabanete) poderia aumentar a atividade dessas enzimas, minimizando a ação de agentes carcinogênicos. Os brócolis também são capazes de ativar o fator de transcrição NRF2, uma importante molécula anticarcinogênica (Olguin, 2018). Estudos envolvendo populações asiáticas e ocidentais revelam que uma alta ingestão de soja pode promover uma redução de 30% no risco de câncer de próstata em homens e inibição de incidência no câncer de mama em mulheres (Tessarin; Silva, 2013).

Outro exemplo seriam as catequinas, presentes no chá-verde, que participam na prevenção de neoplasias malignas com possíveis efeitos protetores do dano causado pelos radicais livres no DNA das células e também na indução de apoptose nas células (Ibid.).

Papel da obesidade no desenvolvimento do câncer

A obesidade é uma doença crônica e multifatorial, ocasionada por aspectos genéticos, endócrinos, ambientais, culturais, socioeconômicos e psicossociais (Brandão; Soares, 2018). É definida por meio do índice de massa corporal (IMC) ≥ a 30 kg/m², e atualmente considerada uma epidemia global (Ackerman et al., 2017), atingindo, aproximadamente 18,9% da população no Brasil (Brandão; Soares, op. cit).

A literatura científica já reconhece a obesidade como um fator de risco para o desenvolvimento do câncer e a relaciona com pelo menos treze tipos: câncer de mama, de cólon, de reto, de endométrio, de esôfago (adenocarcinoma), de vesícula biliar, gástrico, renal, de fígado, de mieloma múltiplo, de ovário, de pâncreas e de tireoide. Além de aumentar o risco de desenvolvimento de câncer, a obesidade também aumenta o risco de morte por câncer, como mostrado em um estudo prospectivo, no qual pessoas com o IMC acima de 40 kg/m² (obesidade grau III) apresentaram taxas de mortalidade maiores: 52% para homens e 62% para mulheres (Bhaskaran et al., 2014).

Há uma estimativa de que 10% a 15% de todos os tumores indicam a evidência de um ponto central inflamatório e é esse o ponto de intersecção entre a obesidade e o câncer. O processo inflamatório na obesidade é ocasionado pelo aumento do acúmulo de gordura corporal, que, por sua vez, gera alterações na secreção e na ação da insulina, altera padrões hormonais de estrogênio, progesterona, leptina, aumenta a produção de adipocinas inflamatórias e o estresse oxidativo. Todas essas modificações são capazes de criar condições favoráveis para o crescimento do tumor, a partir de efeitos mitogênicos, antiapoptóticos, angiogênicos, além de aumentar a migração celular (Kaidar-Person; Bar-Sela; Person, 2011).

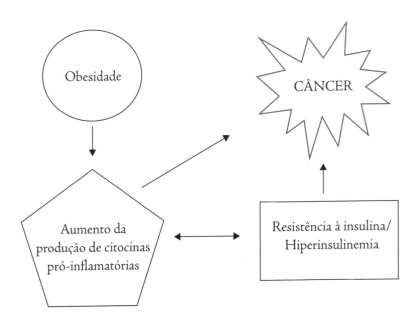

Adaptado de Bhaskaran et al. (2014).

Papel da resistência à insulina no desenvolvimento do câncer

A insulina é um hormônio produzido pelo pâncreas e sua principal função é o controle da absorção de glicose pelas células dos tecidos musculares e adiposos, promovendo sua conversão em glicose, glicogênio e triglicerídeos (duas formas de armazenamento de energia) (Gutiérrez-Rodelo; Roura-Guiberna; Olivares-Reyes, 2017).

Como já foi mencionado, o ganho de peso e a obesidade são fatores que promovem o aumento de sua secreção e/ou uma resistência de sua ação. A resistência à insulina (RI) também estimula o aumento da liberação de adipocinas pró-inflamatórias, como a interleucina (IL)-1, IL-6 e o TNF-alfa, que, por sua vez, pioram a RI, gerando mais inflamação e estresse oxidativo, condições presentes no câncer e promotoras de tumores (Colditz; Peterson, 2018; Arcidiacono et al., 2012). Além disso, estudos demonstram que células (pré-)neoplásicas apresentam receptores de insulina, condição capaz de estimular o crescimento da célula tumoral (Carvalheira; Saad, 2006; Bertolazzi et al., 2015).

A literatura científica relata que a RI e a hiperinsulinemia crônica podem significar fatores prognósticos adversos à mortalidade associada às neoplasias de mama, cólon e próstata (Colditz; Peterson, 2018). A hiperinsulinemia também é um fator de risco para o câncer de endométrio, além de apresentar efeitos proliferativos no hepatocarcinoma (Divella et al., 2019).

Relação com a microbiota

Nosso intestino é povoado por bilhões de micro-organismos, formando a microbiota intestinal. A microbiota vive em completa simbiose com o hospedeiro, sendo também responsável pela saúde intestinal e global dos indivíduos (Vallianou; Tzortzatou-Stathopoulou, 2019). Um desequilíbrio na microbiota intestinal, também conhecido como disbiose, pode afetar toda a homeostase de um organismo, com alteração na função imunológica, na proliferação e na morte celular, nas vias endócrinas e neurais, aumento do processo inflamatório e estresse oxidativo e na geração de substâncias a partir da digestão de proteínas, gorduras, álcool e outros compostos (Garret, 2015; Louis; Hold; Flint, 2014).

Já é sabido que a microbiota está implicada em diversos tipos de câncer e que uma redução da sua diversidade aumenta o risco de câncer intestinal, bem como em outras regiões (Garret, 2015; Tzortzatou-Stathopoulou, 2019). Particularmente, a patogênese do câncer de estômago pode ser influenciada pelo *H. pylori*, o câncer colorretal por *Escherichia coli*, *Fusobacterium spp.* e *Bacteoides fragillis*, e o câncer de bexiga pela *Salmonella enterica typhi*. Além disso, a microbiota também está envolvida na patogênese de outras neoplasias por meio de diversos mecanismos: linfoma, sarcoma, câncer de próstata, carcinoma de mama, câncer de pâncreas, câncer de ovário e carcinoma hepatocelular (Tzortzatou-Stathopoulou, op. cit.; Liu et al., 2019).

É importante salientar que a nossa alimentação é um fator de grande interação entre o meio ambiente e a microbiota intestinal, sendo uma das grandes responsáveis pela manutenção do seu equilíbrio (Garret, 2015). Alguns produtos gerados pela microbiota a partir da metabolização de alimentos representam um grande risco para o DNA das células, levando a possíveis alterações em sua dinâmica. Por exemplo, a carne vermelha e outros alimentos processados, ao serem metabolizados pelas bactérias intestinais, podem gerar alguns metabólitos, dentre eles o sulfeto de hidrogênio, uma substância que, acredita-se, danifica o DNA e é mutagênico. Ao mesmo tempo, uma microbiota intestinal saudável é capaz de minimizar a formação dessas substâncias mutagênicas e estimular a produção de substâncias antitumorais (Rea et al., 2018).

Alimentação como fator de proteção

A alimentação desempenha um papel fundamental na prevenção e no tratamento do câncer. Pesquisas epidemiológicas sugerem que a redução geral dos riscos de câncer pode estar relacionada com dieta rica em fibras, redução no consumo de gordura e aumento do consumo de frutas e hortaliças (Zhou et al., 2016).

É sabido que o consumo de uma alimentação predominantemente mais natural e saudável, com o mínimo de alimentos processados, tende a afetar de forma positiva o tratamento contra o câncer de inúmeras formas: inibe o desenvolvimento e a progressão do tumor, bem como a metástase, além de aumentar o efeito dos fármacos quimioterápicos (Ibid.).

O SER HUMANO DIANTE DO CÂNCER E A VONTADE DE CURAR

Tabela 2. Fatores dietéticos que favorecem a prevenção e o tratamento do câncer

- Alcançar e manter um peso saudável;
- Limitar o consumo de alimentos e bebidas de alto teor calórico (frituras em geral, suco artificial, refrigerante, sorvete de massa, xarope de glicose, massas com muito queijo, queijos amarelos);
- Manter uma alimentação rica em frutas, hortaliças (cerca de duas xícaras e meia por dia), leguminosas (feijão, ervilha, grão-de-bico, tremoço e lentilha), cereais integrais (arroz integral, arroz-cateto, arroz-negro, arroz-vermelho, aveia, quinoa, amaranto, centeio), sementes (chia, linhaça, semente de girassol, semente de abóbora), oleaginosas (castanha-do-brasil, nozes, amêndoas, avelã, noz-pecã, pistache, castanha-de-caju), gorduras boas (além das oleaginosas, temos o azeite de oliva extra virgem, óleo de abacate, óleo de coco, óleo de semente de uva, óleo de chia, óleo de linhaça, açaí, chocolate 70% cacau) e água;
- Limitar o consumo de bebida alcoólica e de carnes vermelha e processada;
- Corrigir deficiências nutricionais, como de vitamina D, magnésio, zinco, selênio, ferro, entre outras.

Adaptado de Vernieri et al. (2018).

Fitoterápicos e fitoquímicos

Fitoquímicos são substâncias que não são consideradas nutrientes, porém apresentam atividade bioativa, sendo encontrados em frutas, hortaliças, grãos e fitoterápicos. Apresentam benefícios à saúde e são empregados no tratamento e na prevenção de inúmeras doenças, incluindo o câncer (Ruiz; Hernandes, 2016).

A ação antitumoral desses compostos é associada à ativação de enzimas que destoxificam substâncias carcinogênicas, à supressão de alterações no DNA, à ação antioxidante e à regulação da paragem do ciclo celular, à indução de apoptose, à diferenciação celular, à modificação da histona e à inibição da angiogênese e da invasão celular (Yi; Su, 2013; You et al., 2013).

{145}

Tabela 3. Modulação e quimioprevenção de fitoquímicos e fitoterápicos

Alimento/ Fitoterápico	Agente	Atividade
Curcuma longa	Curcumina	• Melhora a atividade do sistema imunológico, fortalecendo a eliminação do tumor (Bose et al., 2015) • Reduz a expressão de células envolvidas no processo de infiltração celular e metástase tumoral (Chen et al., 2015; Devassy, Nwachukwu; Jones, 2015) • Inibe a proliferação celular por meio do bloqueio dos sinais responsáveis por seu crescimento (Bose et al., 2015; Bangaru et al., 2010) • Recupera a resistência à morte celular (Bose et al., op. cit.)
Camellia sinensis (Chá-verde)	Catequinas	• É capaz de ativar o gene supressor de tumor, inibindo a oncogênese (Rahmani et al., 2015) • Inibe a angiogênese (Ibid.) • Reduz a proliferação celular (Zhang et al., 2015) • Reduz a formação de esferas, condição responsável por aumentar a resistência a drogas quimioterápicas (Braicu et al., 2017)
Alho	Compostos organossulfurados	• Estimula a apoptose das células tumorais (Yi; Su, 2013) • Modula o sistema imunológico, aumentando o número de células *natural killer* (Schäfer; Kaschula, 2014) • Ativa as enzimas da fase II de destoxificação (Ibid.) • Inibe o crescimento tumoral e a angiogênese (Yi; Su, 2013; You et al., 2013)
Silybum marianum (cardo mariano)	Silymarin e silibinina	• Reduz a expressão de VEGF e EGFR, diminuindo o crescimento do tumor (Bahmani et al., 2017)
Panax ginseng	Ginsenosídeos	• Reduz o processo inflamatório, o estresse oxidativo, angiogênese e metástase, e inibe fatores promotores de crescimento em células tumorais (Lopes; Dourado; Oliveira, 2017)

Alimento/ Fitoterápico	Agente	Atividade
Vegetais crucíferos	Glicosinolatos e isotiocianatos	• Aumentam a atividade das enzimas de fase II de destoxificação (Zhou et al., 2016; Fofaria et al., 2015) • Reduzem a formação de radicais livres (inibem o estresse oxidativo) • Reduzem a ligação de carcinógenos ao DNA (Fofaria et al., 2015) • Suprimem o crescimento do câncer de mama e pâncreas, por inibir moléculas promotoras de crescimento tumoral, de migração e invasão (Lee et al., 2015) • Sulforafano: inibe a angiogênese
***Uncaria tomentosa* (unha de gato)**	Glicosídeos, taninos, flavonoides e esteróis	• Estimula o sistema imunológico, aumentando a contagem de leucócitos, reduzindo a neutropenia (Lopes; Dourado; Oliveira, 2017)
Soja	Isoflavonas (genisteína)	• Inibe a proliferação de células tumorais, suprime a expressão de VEGF e FGF-2 e inibe a ativação da via da Akt e o processo inflamatório mediado pelo NFkB (Bahmani et al., 2017) • Inibe a enzima 5α-redutase, condição importante na prevenção da hiperplasia prostática (Yan; Spitznagel, 2009)
Carotenoides	Licopeno, α- e β-caroteno, luteína, zeaxantina	• Efeitos antioxidante • Atividade antiproliferativa (Braicu et al., 2017)
***Vitis vinífera* (uva)**	Resveratrol, cianidinas	• Estimula a apoptose de células de câncer colorretal, pancreático e cerebral (Meybodi et al., 2017) • Inibe a expressão de COX-2, PGE2 e iNOS (presentes no processo inflamatório do câncer) • Inibe o crescimento de células de câncer de esôfago (Wang et al., 2012) • Inativa a quimiorresistência (Braicu et al., 2017)

É importante ressaltar que a utilização de todo e qualquer medicamento fitoterápico durante o tratamento quimioterápico do câncer deve ser orientado por um profissional, tendo em vista a possibilidade de haver interações farmacocinéticas e farmacodinâmicas entre os fármacos e os fitoterápicos. Essas interações podem reduzir a eficácia terapêutica ou ser até mesmo prejudiciais ao paciente, levando à hepatotoxicidade.

Fibras

As fibras dietéticas são um grupo de moléculas complexas resistentes ao processo de digestão. Dentre elas, podemos citar: celulose, hemicelulose, pectinas, mucilagens, gomas, glucanos, inulina, fruto-oligossacarídeos e lignanas. Sua ação principal é a de regular a atividade intestinal, mas, de acordo com a literatura científica, as fibras colaboram com a prevenção e o tratamento do câncer, apresentando diversos mecanismos de ação.

Sua capacidade de atenuar o risco do câncer de mama e próstata se dá por seu papel de reduzir as concentrações circulantes estrogênicas e androgênicas por meio de diversos mecanismos (Chhim et al., 2015). As fibras também são capazes de minimizar os riscos de câncer de cólon, considerando que o seu consumo estimula a produção de ácidos graxos de cadeia curta (AGCC), capazes de favorecer a renovação celular adequada.

A produção dos AGCC se dá através da fermentação das fibras pela microbiota e há evidências de que as mesmas reequilibram a microbiota intestinal. Dessa forma, pode gerar uma

Nutrição do paciente com câncer

O paciente oncológico deve ser monitorado por uma equipe multiprofissional e o nutricionista tem de compor essa equipe, fornecendo nutrientes de maneira individualizada, visando a promoção de condições favoráveis, reduzindo os efeitos deletérios da doença e do tratamento e melhorando o prognóstico, além de prevenir e tratar a perda de peso e a desnutrição (Dallacosta et al., 2017).

Em inúmeros casos, a desnutrição se torna presente e é o diagnóstico secundário mais comum em pacientes com câncer. Isso porque o câncer ocasiona inúmeras alterações metabólicas, associadas ou não ao tratamento quimioterápico e a seus efeitos colaterais. Conjuntamente, o paciente também pode ser acometido pela caquexia, uma síndrome caracterizada pela presença de anorexia, perda de peso involuntária, redução da capacidade funcional, depleção progressiva de massa muscular e tecido adiposo (Tessarin; Silva, 2013). O ômega-3, encontrado em alimentos como chia, linhaça e peixes de águas profundas (sardinha, salmão e atum), possui alto potencial no tratamento do câncer e da caquexia. Composto por duas frações – EPA e DHA –, apresenta efeito anti-inflamatório, além de reduzir a expressão do fator indutor de proteólise (PIF). O PIF é encontrado na célula tumoral e pode levar à quebra de células musculares, ocasionando perda de peso, perda de massa muscular e caquexia, condição comumente encontrada em pacientes com câncer e relacionada à piora do prognóstico (Smith et al., 2011).

Perguntas e respostas

1. Leite é bom?

Existem algumas hipóteses relacionando o consumo de leite e o câncer. O leite promove hiperinsulinemia, aumento do IGF-1 (molécula envolvida no crescimento tumoral), além de conter sulfato de estrona, que pode ser convertido em estrona e estradiol no corpo humano (o aumento das concentrações de estradiol apresenta relação com câncer de mama e de próstata). Ainda assim, não é possível afirmar que o consumo de leite esteja relacionado ao acometimento do câncer.

2. Pode-se tomar chá?

É importante que o consumo de chás seja orientado, uma vez que podem ocorrer interações entre as substâncias presentes nos chás e os medicamentos utilizados para o tratamento do câncer.

3. Pode-se consumir carne?

De acordo com os dados de um estudo da International Agency for Research on Cancer (Iarc, 2018), recomenda-se que o consumo de carne vermelha seja moderado (aproximadamente

50 g/dia). Até o momento não há na literatura estudos que demonstrem uma relação efetiva entre o consumo de outras carnes e o desenvolvimento de câncer. Assim, é preferível o consumo de carne de frango e peixe, além de priorizar o consumo de vegetais.

4. Pode-se consumir bebida alcoólica?

A bebida alcoólica é um dos fatores de risco para câncer de boca, laringe, esôfago, estômago, fígado, intestino e mama. Além disso, o álcool é responsável por reduzir a concentração de nutrientes, como ácido fólico e magnésio, contribuindo para uma possível carência nutricional.

A liberação de seu consumo vai depender do tipo de câncer, da presença de feridas na boca, na laringe e no restante do trato digestório; dessa forma, é essencial procurar um médico/nutricionista para uma orientação mais detalhada.

5. Como é possível driblar os efeitos colaterais da quimioterapia?

O tratamento quimioterápico é um dos mais comuns para controle e cura do câncer, porém a maioria dos agentes empregados pode causar sintomas que comprometam o estado nutricional do paciente.

Assim, é necessário traçar algumas estratégias para que não ocorram redução da ingestão de alimentos e, consequentemente, perda de peso, bem como outras alterações metabólicas.

Tabela 4. Melhorando os efeitos colaterais da quimioterapia

Efeitos colaterais	Estratégias
Fadiga	• Garantir um consumo adequado de calorias e estimular atividade física quando possível • Complementar a dieta com alimentos que aumentam a energia, assim como suplementos nutricionais e fitoterápicos que diminuem a fadiga
Alteração de paladar (disgeusia)	• Fazer bochecho com bicarbonato de sódio para reduzir o gosto metálico na boca • Consumir água saborizada (com gotas de limão, folhas de hortelã, pedaços de frutas ou gengibre) • Evitar utensílios/talheres de metal, preferindo utensílios de plástico
Perda de apetite (anorexia)	• Cozinhar bem os alimentos; dar preferência a uma alimentação mais pastosa • Evitar refeições volumosas; aumentar o fracionamento das refeições ao longo do dia
Náuseas e vômitos	• Consumir frutas mais ácidas • Evitar alimentos quentes • Consumir gengibre: colocá-lo em sucos, sopas frias, salada, tempero, na forma de bala • Preferir alimentos gelados (picolé de limão com gengibre, por exemplo) • Alimentos secos são mais bem aceitos
Diarreia	• Hidratar-se: consumir água, chás (erva-doce, camomila, anis-estrelado), água de coco • Consumir alimentos obstipantes: maçã e goiaba • Evitar alimentos gordurosos
Flatulência	• O consumo de alguns chás favorece a eliminação de gases: erva-doce, camomila, hortelã e gengibre
Obstipação (prisão de ventre)	• Aumentar o consumo de fibras, por meio de frutas e hortaliças; incluir farelo de aveia no dia a dia • Atentar ao consumo de água: o baixo consumo de água e líquidos dificulta a evacuação • Consumir biomassa de banana-verde (ação prebiótica)
Dispepsia	• Consumir mamão ou abacaxi próximo ao horário das refeições (a presença de papaína e bromelina, respectivamente, facilita a digestão)

Efeitos colaterais	Estratégias
Dispepsia	• Utilizar enzimas digestivas manipuladas (com orientação de nutricionista) • Consumir infusão de espinheira-santa • Evitar o consumo de grandes volumes em uma única refeição • Mastigar bem os alimentos, comer devagar • Se preciso, optar por uma dieta pastosa
Pirose ou azia	• Evitar o consumo de carboidratos refinados • Reduzir o volume das refeições; aumentar o fracionamento ao longo do dia • Preferir preparações de consistência pastosa ou branda • Evitar deitar após as refeições • Fazer uso de chá de espinheira-santa (com orientação)
Mucosite	• Preferir uma dieta pastosa ou semilíquida • Evitar frutas cítricas e alimentos muito quentes • Passar óleo de coco no local afetado • Fazer bochecho com infusão de camomila ou bicarbonato de sódio
Xerostomia (secura na boca)	• Evitar comidas secas • Preferir comidas com caldos e alimentos/preparações de consistência pastosa ou semilíquida • Mascar gengibre para aumentar a salivação • Aumentar o consumo de líquidos • Utilizar saliva artificial
Imunossupressão	• Aumentar o cuidado e a higiene dos alimentos, das mãos (de quem irá preparar o alimento, principalmente) e dos utensílios e equipamentos utilizados no preparo • Evitar o consumo de alimentos fora do ambiente domiciliar, o consumo de alimentos crus e a utilização de probióticos nesse período

Adaptado de Pinho (2018)

Sempre vale ressaltar que, se persistirem os sintomas, será preciso consultar o nutricionista/médico.

*

Todos os cuidados são necessários para se garantir uma dieta rica, balanceada e saudável. Certamente, a inter-relação entre a dieta e a capacidade do organismo de gerar o bem-estar e produzir neurotransmissores traz um componente fundamental para o tratamento do câncer, bem como para a prevenção de inúmeras doenças. Entretanto, ainda são difíceis as combinações de alimentos, sua escolha correta e o acesso aos nutrientes alimentícios. Nesse sentido, a ciência envolvida na área da nutrição se relaciona de algum modo com todas as áreas da medicina, e muito tem a contribuir para a manutenção da vida e da cadeia alimentícia. Para termos esperança no futuro, precisamos nos alimentar melhor e com alimentos saudáveis, orgânicos, sem aditivos ou conservantes!

Esse cuidado primordial pode realmente trazer muitos benefícios para o organismo como um todo! O que nos tranquiliza um pouco é saber que ciência que se debruça sobre essa área continua em desenvolvimento constante, e ainda trará grandes melhorias à forma como nos nutrimos e certamente fará a diferença em nossa busca por melhores índices de cura para o câncer e para as doenças crônicas.

Referências bibliográficas

ACKERMAN, Sarah et al. Insights into the Link between Obesity and Cancer. *Current Obesity Reports*, v.6, n.2, p.195-203, abr. 2017.

ARCIDIACONO, Biagio et al. Insulin Resistance and Cancer Risk: an Overview of the Pathogenetic Mechanisms. *Experimental Diabetes Research*, jun. 2012. doi: 10.1155/2012/789174.

BAHMANI, Mahmood et al. Cancer Phytotherapy: Recent Views on the Role of Antioxidant and Angiogenesis Activities. *Journal of Evidence-Based Complementary & Alternative Medicine*, v.22, n.2, p.299-309, abr. 2017.

BANGARU, Madhavi Latha Yadav et al. Curcumin (Diferuloylmethane) Induces Apoptosis and Blocks Migration of Human Medulloblastoma Cells. *Anticancer Research*, v.30, n.2, p.499-504, fev. 2010.

BERGHE, Wim Vanden. Epigenetic Impact of Dietary Polyphenols in Cancer Chemoprevention: Lifelong Remodeling of our Epigenomes. *Pharmacological Research*, v.65, n.6, p.565-76, mar. 2012.

BERTOLAZZI, Luana Gaino et al. Prevalência de diabetes em pacientes com neoplasias malignas de trato intestinal em um hospital de ensino. *Revista Brasileira de Oncologia Clínica*, São Paulo, v.11, n.40, p.71-7, 2015.

BHASKARAN, Krishnan et al. Body-Mass Index and Risk of 22 Specific Cancers: a Population-Based Cohort Study of 5.24 Million UK Adults. *The Lancet*, v.384, n.9945, p.755-65, 30 ago. 2014.

BOSE, Sayantan et al. Curcumin and Tumor Immune-Editing: Resurrecting the Immune System. *Cell Division*, v.10, n.6, out. 2015.

BOUVARD, Véronique et al. Carcinogenicity of Consumption of Red and Processed Meat. *The Lancet Oncology*, v.16, n.16, out. 2015.

BRAICU, Cornelia et al. Nutrigenomics in Cancer: Revisiting the Effects of Natural Compounds. *Seminars in Cancer Biology*, v.46, p.84-106, out. 2017.

BRANDÃO, Ingred Silva; SOARES, Denise Josino. A obesidade, suas causas e consequências para a saúde. São Francisco do Conde, 2018. 14f. Trabalho de conclusão de curso (Especialização em Saúde da Família) – Instituto de

Ciências da Saúde, Universidade da Integração Internacional da Lusofonia Afro-Brasileira.

BRASIL. Ministério da Saúde. Instituto Nacional de Câncer José de Alencar Gomes da Silva. *Estimativa 2018*: incidência de câncer no Brasil. Rio de Janeiro, 2017.

CARVALHEIRA, José B. C.; SAAD, Mario J. A. Doenças associadas à resistência à insulina/hiperinsulinemia, não incluídas na síndrome metabólica. *Arquivos Brasileiros de Endocrinologia & Metabologia*, São Paulo, v.50, n.2, 2006.

CHEN, Qian et al. Curcumin Suppresses Migration and Invasion of Human Endometrial Carcinoma Cells. *Oncology Letters*, v.10, n.3, p.1297-302, jul. 2015.

CHHIM, Anne-Sophie et al. Prospective Association between Alchohol Intake and Hormone-Dependent Cancer Risk: Modulation by Dietary Fiber Intake. *The American Journal of Clinical Nutrition*, v.102, n.1, p.182-89, jul. 2015.

COLDITZ, Graham A.; PETERSON, Lindsay L. Obesity and Cancer: Evidence, Impact, and Future Directions. *Clinical Chemistry*, v.64, n.1, p.154-62, jan. 2018.

DALLACOSTA, Fabiana Meneghetti et al. (2017) Nutritional Assessment of Cancer Patients in Outpatient Care. *Cogitare Enfermagem*, Curitiba, v.22, n.4, 2017.

DEVASSY, Jessay G.; NWACHUKWU, Ifeanyi D.; JONES, Peter J. H. Curcumin and Cancer: Barriers to Obtaining a Health Claim. *Nutritions Reviews*, v.73, n.3, p.155-65, mar. 2015.

DIVELLA, Rosa et al. Obesity, Nonalcoholic Fatty Liver Disease and Adipocytokines Network in Promotion of Cancer. *International Journal of Biological Sciences*, v.15, n.3, p.610-16, jan. 2019.

FARVID, Maryam S. et al. Fruit and Vegetable Consumption and Breast Cancer Incidence: Repeated Mensures over 30 Years of Follow-Up. *IJC: International Journal of Cancer*, v.144, n.7, 1 abr. 2019.

FOFARIA, Neel et al. Mechanisms of the Anticancer Effects of Isothiocyanates. *The Enzymes*, v.37, p.111-37, 2015.

GARRET, Wendy S. Cancer and the Microbiota. *Science*, v.348, n.6230, p.80-6, 3 abr. 2015.

GUTIÉRREZ-RODELO, Citlaly; ROURA-GUIBERNA, Adriana; OLIVA-RES-REYES, Jesus Alberto. Molecular Mechanisms of Insulin Resistance: an Update. *Gaceta Medica de Mexico*, v.153, n.2, p.197-209, mar. 2017.

INTERNATIONAL AGENCY FOR RESEARCH ON CANCER (IARC). *Working Group on the Evaluation of Carcinogenic Risk to Human*. Lyon, 2018.

KAIDAR-PERSON, Orit; BAR-SELA, Gil; PERSON, Benjamin. The Two Major Epidemics of the Twenty-First Century: Obesity and Cancer. *Obesity Surgery*, v.21, n. 11, p.1792-97, ago. 2011.

KOIFMAN, Sergio; HATAGIMA, Ana. Exposição aos agrotóxicos e câncer ambiental. In: PERES, F.; MOREIRA, J. C. (orgs.). *É veneno ou é remédio? Agrotóxicos, saúde e ambiente*. Rio de Janeiro: Fiocruz, 2003. p.75-99.

LEE, Chang-Su et al. Isothiocyanates Inhibit the Invasion and Migration of C6 Glioma Cells by Blockin FAK/JNK-mediated MMP-9 Expression. *Oncology Reports*, v.34, n.6, p.2901-8, dez. 2015.

LIU, Chen-Jian et al. Intestinal Bacteria Detected in Cancer and Adjacent Tissue from Patients with Colorectal Cancer. *Oncology Letters*, v.17, n.1, p.1115-27, jan. 2019.

LOPES, Carla Martins; DOURADO, Aloisio; OLIVEIRA, Rafael Mendes de. Phytotherapy and Nutritional Supplements on Breast Cancer. *BioMed Research International*, v.12, 2017.

LOUIS, Petra; HOLD, Georgina L.; FLINT, Harry J. The Gut Microbiota, Bacterial Metabolites and Colorectal Cancer. *Nature Reviews Microbiology*, v.12, n.10, p.661-72, 8 set. 2014.

MEYBODI, Neda Mollakhalili et al. Phytochemicals in Cancer Prevention: a Review of the Evidence. *Iranian Journal of Cancer Prevention*, v.10, n.1, jan. 2017.

O'LEARY, Daniel; SURI, Gaurav; GROSS, James J. Reducing Behavioural Risk Factors for Cancer: an Affect Regulation Perspective. *Psychology & Health*, v.33, n.1, p.17-39, jan. 2018.

OLGUIN, Larissa Beatriz Pessoa. Uma abordagem da nutrigenômica e nutrigenética no aspecto nutricional na interação de doenças crônicas. *Nucleus: Revista Científica da Fundação Educacional de Ituverava*, v.15, n.1, 2018.

PINHO, Alice. *Nutrição & câncer*: da prevenção ao tratamento (bases científicas e prática clínica). São Paulo: PoloBooks, 2018.

RAHMANI, Arshad H. et al. Implications of Green Tea and Its Constituents in the Prevention of Cancer Via the Modulation of Cell Signaling Pathway. *BioMed Research International*, v.2015, maio 2015.

REA, Domenica et al. Microbiota Effects on Cancer: from Risks to Therapies. *Oncotarget*, v.9, n.25, p.17915-27, 3 abr. 2018.

RISCUTA, Gabriela. Nutrigenomics at the Interface of Aging, Lifespan, and Cancer Prevention. *JN: The Journal of Nutrition*, v.146, n.10, p.1931-9, out. 2016.

RUIZ, Raúl Baena; HERNÁNDEZ, Pedro Salinas. Cancer Chemoprevention by Dietary Phytochemicals: Epidemiological Evidence. *Maturitas*, v.94, p.13-19, dez. 2016.

SCHÄFER, Georgia; KASCHULA, Catherine H. The Immunomodulation and Anti-Inflammatory Effects of Garlic Organosulfur Compounds in Cancer Chemoprevention. *Anti-Cancer Agents in Medicinal Chemistry*, v.14, n.2, p.233-40, fev. 2014.

SMITH, Gordon I. et al. Dietary Omega-3 Fatty Acid Supplementation Increases the Rate of Muscle Protein Synthesis in Older Adults: a Randomized Controlled Trial. *The American Journal of Clinical Nutrition*, v.93, n.2, p.402-12, fev. 2011.

TESSARIN, Maria Carolina Ferreira; SILVA, Marcelo Augusto Mendes da. Nutrigenômica e câncer: uma revisão. *Cadernos UniFOA*, Volta Redonda, v.8, n.1, 2013.

TORRE, L. A. et al. Global Cancer in Women: Burden and Trends. *Cancer Epidemiology, Biomarkers & Prevention*, Filadélfia, v.26, n.4, abr. 2017.

VALLIANOU, Natalia G.; TZORTZATOU-STATHOPOULOU, Fotini. Microbiota and Cancer: an Update. *Journal of Chemotherapy*, v.31, n.2, p.1-5, 2019.

VERNIERI, Claudio et al. Diet and Supplements in Cancer Prevention and Treatment: Clinical Evidences and Future Perspectives. *Critical Reviews in Oncology/Hematology*, v.123, p.57-73, mar. 2018.

WANG, Hu et al. Plants against Cancer: a Review on Natural Phytochemicals in Preventing and Treating Cancers and Their Druggability. *Anti-Cancer Agents in Medicinal Chemistry*, v.12, n.10, p.1281-305, 2012.

YAN, Lin; SPITZNAGEL, Edward L. Soy Consumption and Prostate Cancer Risk in Men: a Revisit of Meta-Analysis. *The American Journal of Clinical Nutrition*, v.89, n.4, p.1155-63, abr. 2009.

YI, Lan; SU, Qi. Molecular Mechanisms for the Anti-Cancer Effects of Diallyl Disulfide. *Food and Chemical Toxicology: an International Journal Published for the British Industrial Biological Research Association*, v.57, p.362-70, 2013.

YOU, Sixiang et al. Inhibitory Effects and Molecular Mechanisms of Garlic Organosulfur Compounds on the Production of Inflammatory Mediators. *Molecular Nutrition & Food Research*, v.57, n.11, p.2049-60, nov. 2013.

ZHANG, Youwei et al. Green Tea Polyphenol EGCG Reverse Cisplatin Resistance of A549/DDP Cell Line through Candidate Genes Demethylation. *Biomedicine & Pharmacotherapy*, v.69, p.285-90, fev. 2015.

ZHOU, Yue et al. Dietary Natural Products for Prevention and Treatment of Liver Cancer. *Nutrients*, v.8, n.156, 10 mar. 2016.

SOBRE O LIVRO

Formato: 14 x 21 cm
Mancha: 24,6 x 38,4 paicas
Tipologia: Adobe Jenson Regular 13/17
Papel: Off-white 80 g/m² (miolo)
Cartão supremo 250 g/m² (capa)
1ª edição Editora Unesp: 2019
1ª reimpressão Editora Unesp: 2019

EQUIPE DE REALIZAÇÃO

Edição de texto
Fábio Fujita (Copidesque)
Nair Hitomi Kayo (Revisão)

Capa
Negrito Editorial

Imagem de capa
© PeopleImages/iStockphoto

Editoração eletrônica
Sergio Gzeschnik

Assistência editorial
Alberto Bononi

Impresso por :

gráfica e editora

Tel.:11 2769-9056